前 言

冠状动脉粥样硬化性心脏病,简称冠心病,其发病率逐年增高,且呈年轻化趋势,严重地影响了人们的身体健康,其死亡率位于十大疾病之首。根据世界卫生组织2011年的报告,我国的冠心病死亡人数已居世界第二位。因此,每个人都应提高对冠心病的防治意识,从我做起,爱护心脏。

冠心病的治疗方法很多,目前公认的主要治疗方法为药物治疗、介入治疗和搭桥术治疗,即三联疗法,而控制饮食却没有得到人们足够的重视。目前认为,在导致冠心病的诸多原因中,最主要的原因是摄入过多饱和脂肪、缺乏运动、吸烟和高血压。

有人说"冠心病多是吃出来的",这句话不假。随着人们生活水平的不断提高,高脂、高糖食品越来越多地出现在人们的餐桌上。无节制地摄入这类食品必然会引起血液中胆固醇、低密度脂蛋白和三酰甘油浓度升高,造成血液中的胆固醇经血管内膜逐渐沉积在动脉壁内,形成动脉粥样硬化斑块,日积月累,可导致血管腔变窄和阻塞。若这种病变发生在供应心脏营养的冠状动脉内,则可引起心肌缺血、缺氧,产生冠心病,轻者出现心绞痛,重者引起心肌梗死,甚至猝死。

综上所述,要想防治冠心病,控制饮食应放在第一位。控制饮食是防治冠心病的前提,改变饮食的组成不仅能延缓动脉粥样硬化的发展,而且有可能促进病变的消退,因此是一项必不可少的治疗措施。

临床实践证实,不管是采取介入治疗还是搭桥术治疗,术后不但要长期服用相关药物,而且还要平衡饮食,改善生活方式,以减少冠心病的危险因素。将控制饮食、药物治疗、介入治疗和搭桥术治疗这 4 项归纳起来,就是"四联疗法、综合防治",只有这样才能稳定病情,使冠心病得以康复。由此,笔者编写了《冠心病四联疗法》一书,以便读者参考。

本书共分三章,详细地介绍了"控制饮食、药物疗法、介入疗法、搭桥术治疗"四联疗法,内容全面,资料丰富,实用性强,可供医务人员及患者参考。

本书以"治疗与保健相结合、治疗与预防复发相结合、药物治疗与非药物治疗相结合、外科治疗与内科治疗相结合"的综合治疗方式为主旨,全面普及冠心病的综合防治知识,以提高人们对该病的知晓率、治疗率和达标率。

本书在编写过程中参考了一些学者的有关著作,在此表示衷心感谢。因作者水平有限,书中可能有疏漏和不当之处,敬请读者批评指正。

编 者

目　录

目 录

第一章 基础知识

一、概 述

(一)冠心病定义

冠心病的全称是冠状动脉粥样硬化性心脏病,是一种最常见的心脏病,是指因冠状动脉狭窄、供血不足而引起的心肌功能障碍和(或)器质性病变,故又称缺血性心脏病。其症状表现为胸腔中央发生一种压榨性的疼痛,并可迁延至颈、颌、手臂、后背及胃部。冠心病发作的其他可能症状有眩晕、气促、出汗、寒颤、恶心及昏厥。严重患者可能因为心力衰竭而死亡。

冠状动脉粥样硬化是全身动脉粥样硬化在冠状动脉的表现,往往是一种弥漫性病变。换言之,整个冠状动脉树的主干和分支通常都有病变,只是每一个特定的冠状动脉及其不同节段处的动脉粥样硬化的程度有所不同。轻则表现为内皮功能损害或内膜有浅表黄色条纹脂质沉着;重则有大小和数量不等的粥样斑块附着在动脉管腔壁上。单纯内皮功能损害时管腔不狭窄,甚至有所扩张,在临床上可以表现为冠状动脉的储备功能低下,不能完全满足心脏工作量增加时的需血、需氧量,或随时有可能发生自发性血管痉挛,导致供血突然减少或中断。血管壁上逐渐增大的斑块可以造成管腔不同程度的狭窄,直至完全闭塞。或在狭窄基础上,因斑块的破裂,随之发生血栓形成,可导致冠状动脉管腔狭窄程度突然加重或闭塞。冠心病通常是一种进展性疾病,平时可以没有任何症状,但随着时间的推移,病变和病情可能会逐渐地加重。

（二）冠心病的病因、分类

供应心脏血液的冠状动脉管壁形成粥样斑块,造成血管腔狭窄(图1)。其所致的心脏病变,由于冠状动脉狭窄的支数和程度的不同,其临床症状也有不同。研究认为,本病病因至今尚未完全清楚,但认为与高血压、高脂血症、高黏血症、糖尿病、内分泌功能低下及年龄大等因素有关。

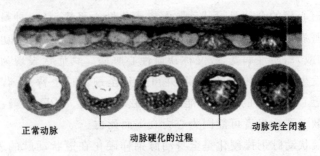

正常动脉　　　动脉硬化的过程　　　动脉完全闭塞

图 1　动脉粥样硬化示意图

1. 病因　冠心病的危险因素包括可改变的危险因素和不可改变的危险因素。了解并干预危险因素有助于冠心病的防治。

可改变的危险因素有:高血压,血脂异常(总胆固醇过高或低密度脂蛋白胆固醇过高、三酰甘油过高、高密度脂蛋白胆固醇过低),超重/肥胖,高血糖/糖尿病,不良生活方式包括吸烟、不合理膳食(高脂肪、高胆固醇、高热能等),缺少体力活动,过量饮酒,以及社会心理因素。不可改变的危险因素有:性别、年龄、家族史。此外,本病与感染有关,如巨细胞病毒、肺炎衣原体、幽门螺杆菌等。

冠心病的发作常常与季节变化、情绪激动、体力活动增加、饱食、大量吸烟和饮酒等有关。

(1)年龄与性别:40岁后冠心病发病率升高,女性绝经期前发病率低于男性,绝经期后与男性相等。

(2)高脂血症:除年龄外,脂质代谢紊乱是冠心病最重要的预测因素。总胆固醇和低密度脂蛋白胆固醇水平与冠心病事件的危险性之间存在着密切的关系。低密度脂蛋白胆固醇水平每升高1%,则患冠心病的危险性增加2~3%;三酰甘油是冠心病的独立预测因子,往往伴有低密度脂蛋白和糖耐量异常,后两者也是冠心病的危险因素。

(3)高血压:高血压与冠状动脉粥样硬化的形成和发展关系密切。收缩期血压比舒张期血压更能预测冠心病事件,140~149毫米汞柱的收缩期血压比90~94毫米汞柱的舒张期血压更能增加冠心病死亡的危险。

(4)吸烟:吸烟是冠心病的重要危险因素,也是唯一可避免的危险因素。冠心病与吸烟之间存在着明显的用量-反应关系。

(5)糖尿病:冠心病是未成年糖尿病患者首要的死因,冠心病占糖尿病患者所有死亡原因和住院率的近80%。

(6)肥胖症:已明确为冠心病的首要危险因素,可增加冠心病死亡率。肥胖被定义为体重指数[BMI = 体重(千克)/身高^2(米^2)],在男性≥27.8,女性≥27.3。体重指数与总胆固醇、三酰甘油增高及高密度脂蛋白下降呈正相关。

(7)职业:脑力劳动者大于体力劳动者,经常有紧迫感的工作较易患病。

(8)饮食:常进食较高热能的饮食,较多的动物脂肪、胆固醇者易患本病。同时,食量大也易患本病,世界第一肥胖国——德国的研究人员认为,"吃的胖就是因为吃的多",所以,要控制冠心病的发病率,除了控制高脂饮食摄入外,也必须重视控制食量。

(9)久坐生活方式：不爱运动的人冠心病的发生和死亡危险性将翻一倍。

(10)遗传因素：家族中有在年轻时患本病者，其近亲患病的机会可 5 倍于无这种情况的家族。

关于冠心病的遗传因素，有的人因父母有冠心病或心肌梗死，担心自己以及子女也会患这种病，甚至自称他们是"冠心病家族"。这个家族中的年轻人对此病警惕性特别高，也是很自然的。但如把它理解为"命中注定""在劫难逃"，那就没有什么积极意义了。因为，这种担忧焦虑的心态本身不但不利于预防冠心病，甚至可说是心理上的一种危险因素。

遗传因素到底占多大分量，可以通过对冠心病的一些危险因素来分析。肥胖和高脂血症，除一部分有家族性外，大多数为饮食过量、饮食结构不合理及缺乏体力活动所致。糖尿病本身有家族因素，但如注意节食，避免过胖，也能使发病可能性减低；已有糖尿病者，只要进行合理治疗，它对心血管的危害性也可明显减轻。高血压也有家族因素，但又与性格急躁、容易紧张、激动及膳食中摄入盐偏高等有关。至于吸烟、酗酒等，更是一种不良的生活习惯问题。由此可见，冠心病和通常所称的遗传性疾病有很明显的区别。某一个家庭内患者较多，往往是由于一家人长期共同生活，有相同或近似的生活习惯，甚至在为人处世的性格上也差不多。比如吃的咸，喜油腻，不爱活动，工作顶真，性格执着，不善于在情绪上自我放松等，这些都主要是"后天"的。虽说"秉性难移"，但如果深刻认识到它们对健康的不利影响，却完全可以逐渐改变，从而使冠心病发生的可能性降低，这就是临床医学和流行病学所公认的最省事、最有效的"一级预防"措施。

2. 分类 世界卫生组织对冠心病的分类：无症状性心肌缺血；心绞痛；心肌梗死；缺血性心肌病；猝死。

(1)无症状性心肌缺血：又叫无痛性心肌缺血或隐匿性心肌

缺血,指确有心肌缺血的客观证据(心电活动、左室功能、心肌血流灌注及心肌代谢等异常),但缺乏胸痛或与心肌缺血相关的主观症状。

无症状心肌缺血也可以列为冠心病的一种类型。如心电图典型缺血性 ST 段变化等,但由于无症状往往被人们所忽视。

无症状心肌缺血正日益受到重视,主要是由于近年来大量的研究发现,25%～50%的急性猝死者中,生前无心绞痛发作史;但近90%的尸检中,发现这些人均有严重的冠状动脉粥样硬化病变。美国2%～4%的貌似健康的无症状的中年人,检查发现有明显的冠状动脉病变和无症状心肌缺血发作。猝死的原因通常是致命性心律失常,而在致命性快速室性心律失常发作前,心电图可检出无症状心肌缺血与猝死之间可能有因果关系。亦有人对5 209 例冠心病患者进行 30 年随访观察发现,25%的心肌梗死是无症状的,其 10 年内死亡率为 84%。结果表明,无症状心肌梗死的猝死率和病死率与有症状的心肌梗死的猝死率和病死率相似。即使在已发生急性心肌梗死的患者中,也仍有 30%的患者没有症状,这表明梗死周围心肌有残余缺血,这种残余缺血往往导致再次心肌梗死和猝死。

目前医学上将无症状心肌缺血分为以下三种类型。

Ⅰ型:安全无症状性心肌缺血。此型无症状,是偶然被发现有心肌缺血,有人估计在完全无冠心病症状的中年男性(一般人群)占 2%～5%。其型预后与心绞痛患者相似。

Ⅱ型:心肌梗死后的无症状心肌缺血。心肌梗死后虽无心绞痛但确有心肌缺血存在者较为多见。此型患者预后较Ⅰ型更为不良,尤其当左心室功能异常时,其死亡率为 5%～6%。

Ⅲ型:心绞痛伴有无症状心肌缺血。研究表明,心绞痛患者中 70%～80%同时存在无症状心肌缺血,并且可发生在不同类型的心绞痛中。必须指出,不稳定心绞痛患者伴有无症状心肌缺血常能引起致命性的心律失常,经治疗后症状消失但仍有心肌缺血存在,这是预后不良的重要指标。

因此,无症状性心肌缺血应引起人们的足够重视,应积极诊断与治疗。

(2)心绞痛:是指由冠状动脉供血不足,心肌急剧、暂时缺血与缺氧所引起的以发作性胸痛或胸部不适为主要表现的一组临床综合征。

心绞痛的分型目前在主要类型方面已经有比较统一的看法,并多以世界卫生组织心绞痛分型为基准;但在详细分型方面尚未统一,因此本书归纳了目前国内文献中的 3 种主要分型方式,仅供参考。

①世界卫生组织心绞痛分型:劳力性心绞痛、自发性心绞痛。

a. 劳力性心绞痛:因运动或其他增加心肌需氧量的情况所诱发的短暂胸痛发作,经休息或舌下含化硝酸甘油后,疼痛常迅速消失。劳力性心绞痛可分为三类:初发劳力型心绞痛,病程在 1 个月以内;稳定型劳力性心绞痛,病程稳定且在 1 个月以上;恶化型劳力性心绞痛,同等程度劳累所诱发的胸痛发作次数、严重程度及持续时间突然加重。

b. 自发性心绞痛:胸痛发作与心肌需氧量的增加无明显关系。同劳力性心绞痛相比,其疼痛一般持续时间较长且程度较重,并且不易为硝酸甘油所缓解。无心肌酶检查改变。心电图常出现某些暂时的 ST 段压低或 T 波改变。它可单独发生或与劳力性心绞痛合并存在。

②根据心绞痛自然病程分型:稳定型心绞痛,是指劳力性心绞痛病程稳定 1 个月以上;不稳定型心绞痛,包括初发劳力性心绞痛、恶化型劳力性心绞痛及自发性心绞痛(包括变异性心绞痛)。

③常用心绞痛分型:劳力性心绞痛、自发性心绞痛、混合性心

绞痛。

a. 劳力性心绞痛:其特点是疼痛由体力劳累、情绪激动或其他足以增加心肌需氧量的情况所诱发,休息或舌下含服硝酸甘油后迅速消失。包括以下 4 种。

稳定型心绞痛:劳力性心绞痛病程在 1 个月以上而病情稳定不变者,其心绞痛阈值固定,在一定体力活动或情绪激动下可重复引起心绞痛。心绞痛发作一定在劳动的当时,而非在劳动之后。

初发型心绞痛:指劳力性心绞痛初次发作,病程在 1 个月以内。有过稳定型心绞痛病史的患者已有数月不发生心绞痛,现再次发生心绞痛而时间未到 1 个月,也可列入本型。

恶化型心绞痛:原为稳定型心绞痛患者,在 3 个月内心绞痛的频率、程度、时限、诱发因素经常变动且进行性恶化。

卧位性心绞痛:指患者在卧位、安静状态下引起心绞痛发作。卧位性心绞痛应属劳力性心绞痛范畴,并应与自发性心绞痛区别,治疗上亦有其独特性。

b. 自发性心绞痛:其疼痛发生系由冠状动脉痉挛所致,而与心肌耗氧量增加无明显关系。疼痛程度较重,时限较长,不易为含化硝酸甘油所缓解。心电图常出现某些暂时性 ST 段压低或 T 波改变。自发性心绞痛的疼痛发作频率、持续时间及疼痛程度可有不同的临床表现,可单独发生或与劳力性心绞痛合并存在。有以下几种特殊类型。

变异型心绞痛:临床表现与卧位型心绞痛相似,但发作时心电图示有关导联 ST 段抬高,与之相对应的导联则 ST 段压低。由于冠状动脉主要分支痉挛而导致心肌穿壁性缺血,易并发急性心肌梗死(AMI)或猝死。

单纯型自发性心绞痛:临床表现与变异型心绞痛类似,但发作时心电图示 ST 段压低,表现为心内膜下心肌缺血。缺血发作与下述因素可能有关:冠状动脉主支或其小分支痉挛,但伴有丰富的侧支循环,未导致心肌穿壁性缺血,故心电图仅表现为 ST 段压低。

梗死后心绞痛:指 AMI 发生后 1 个月内又出现的心绞痛。除已梗死的心肌发生坏死外,一部分尚未坏死的心肌处于严重缺血状态下又发生疼痛。发作与下述因素可能有关:梗死相关冠状动脉存在有严重残余狭窄或伴有斑块破裂、不稳定性血栓、血管痉挛及侧支循环建立不足等,易发生心肌梗死区扩展或在近期内再发心肌梗死。

c. 混合性心绞痛:即劳力性心绞痛与自发性心绞痛合并存在。患者既可在心肌耗氧量增加时发生心绞痛,亦可在心肌耗氧量无明显增加时发生心绞痛。此类患者往往在冠状动脉固定狭窄基础上发生不稳定血栓导致冠状动脉周期性血流减少,原因可能与血小板附壁血栓不断形成与脱落及冠状动脉痉挛有关。

(3)心肌梗死:是指冠状动脉出现粥样硬化斑块或在此基础上血栓形成,导致冠状动脉的血流急剧减少或中断,使相应的心肌出现严重而持久的急性缺血,最终导致心肌的缺血性坏死,属冠心病的严重类型。

(4)缺血性心肌病:是指由于长期心肌缺血导致心肌局限性或弥漫性纤维化,从而产生心脏收缩和(或)舒张功能受损,引起心脏扩大或僵硬、充血性心力衰竭、心律失常等一系列临床表现的临床综合征。

(5)猝死:由心脏原因引起的、急性症状开始 1 小时以内以心脏骤停、意识丧失为前驱的自然死亡。目前认为,该病患者心脏骤停的发生是在冠状动脉粥样硬化的基础上,发生冠状动脉痉挛或微循环栓塞导致心肌急性缺血,造成局部电生理紊乱,引起暂时的严重心律失常(特别是心室颤动)所致。

（三）冠心病的早期症状、临床表现及三个阶段

1. 早期症状

（1）心悸：心悸是患者自觉心跳过快伴有心前区不适，特别是中老年人反复发生不明原因的心悸且伴有心前区不适，则可能是冠心病的早期信号。

（2）气短：在轻微的体力劳动或上楼时，即感到气促，夜间不能平卧而无其他原因，则是心功能不全的早期表现。

（3）胸痛：中老年人不明原因反复出现劳累后胸骨局限性闷胀感，持续 3～5 分钟，休息后可以缓解，则应注意是否为心绞痛。

（4）晕厥：晕厥是由于一过性脑供血不足而出现的短暂意识丧失。如突然出现晕厥且伴有心动过缓、心律紊乱等表现，则应高度怀疑冠心病的可能。有上述症状时，应及时就医，防患于未然。

2. 临床表现

（1）心绞痛型：表现为胸骨后的压榨感，闷胀感，伴随明显的焦虑，持续 3～5 分钟，常发散到左侧臂部、肩部、下颌、咽喉部、背部，也可放射到右臂，有时可累及这些部位而不影响胸骨后区。用力、情绪激动、受寒、饱餐等增加心肌耗氧情况下发作的称为劳力性心绞痛，休息和含化硝酸甘油可缓解。有时候心绞痛不典型，可表现为气紧、晕厥、虚弱、嗳气，尤其在老年人。根据发作的频率和严重程度分为稳定型和不稳定型心绞痛。稳定型心绞痛是指发作 1 个月以上的劳力性心绞痛，其发作部位、频率、严重程度、持续时间、诱使发作的劳力大小、能缓解疼痛的硝酸甘油用量基本稳定。不稳定型心绞痛是指原来的稳定型心绞痛发作频率、持续时间、严重程度增加，或者新发作的劳力性心绞痛（发生 1 个月以内），或静息时发作的心绞痛。不稳定性心绞痛是急性心肌

梗死的前兆,所以一旦发现应立即到医院就诊。

按劳累时发生心绞痛的情况,又可将心绞痛的严重程度分为四级。

Ⅰ级:日常活动时无症状。较日常活动重的体力活动,如平地小跑步、快速或持重物上三楼、上陡坡等时引起心绞痛。

Ⅱ级:日常活动稍受限制。一般体力活动,如常速步行 1.5～2 公里、上三楼、上坡等即引起心绞痛。

Ⅲ级:日常活动明显受损。较日常活动轻的体力活动,如常速步行 0.5～1 公里、上二楼、上小坡等即引起心绞痛。

Ⅳ级:轻微体力活动(如在室内缓行)即引起心绞痛,严重者休息时亦发生心绞痛。

(2)心肌梗死型:梗死发生前 1 周左右常有前驱症状,如静息和轻微体力活动时发作的心绞痛,伴有明显的不适和疲惫。梗死时表现为持续性剧烈压迫感,闷塞感,甚至刀割样疼痛,位于胸骨后,常波及整个前胸,以左侧为重。部分患者可沿左臂尺侧向下放射,引起左侧腕部、手掌和手指麻刺感,部分患者可放射至上肢、肩部、颈部、下颌,以左侧为主。疼痛部位与以前心绞痛部位一致,但持续更久,疼痛更重,休息和含化硝酸甘油不能缓解。有时候表现为上腹部疼痛,容易与腹部疾病混淆。伴有低热、烦躁不安、多汗和冷汗、恶心、呕吐、心悸、头晕、极度乏力、呼吸困难、濒死感,持续 30 分钟以上,常达数小时。发现这种情况应立即就诊。

(3)无症状性心肌缺血型:很多患者有广泛的冠状动脉阻塞却没有感到过心绞痛,甚至有些患者在心肌梗死时也没感到心绞痛,部分患者发生了心脏性猝死。常规体检时可发现,有些心肌梗死后才被发现。部分患者由于心电图有缺血表现,发生了心律失常,或因为运动试验阳性而做冠状动脉造影才发现。这类患者发生心脏性猝死和心肌梗死的机会和有心绞痛的患者一样,所以应注意平时的心脏保健。心脏性猝死可发生在那些貌似健康的人身上,这里主要说的是冠心病中的一个类型,叫做不稳定斑块,因为冠状动脉粥样硬化斑块很小,没有堵塞血管,所以平时没有任何症状。但是,斑块会突然破裂,破裂以后,会在局部形成血小板、红细胞组成的血栓,不断增大,而且同时冠状动脉痉挛缩窄,出现严重缺血。然后,大面积心肌梗死,甚至死亡。

(4)心力衰竭和心律失常型:部分患者原有心绞痛发作,以后由于病变广泛,心肌广泛纤维化,心绞痛逐渐减少到消失,却出现心力衰竭的表现,如气紧、水肿、乏力等;还有各种心律失常,表现为心悸;还有部分患者从来没有心绞痛,而直接表现为心力衰竭和心律失常。

冠心病的体征:一般早期无明确的阳性体征,较重者可有心界向左下扩大,第一心音减弱,有心律失常时可闻及早搏、心房纤颤等,合并心力衰竭时两下肺可闻及湿啰音,心尖部可闻及奔马律等。

3. 冠心病的三个阶段 根据冠心病的临床表现、病理生理变化之特点和理化检查指标,可将冠心病分为三个阶段,即冠状动脉粥样硬化阶段(无症状性心肌缺血)、心绞痛阶段、心肌梗死阶段。

(1)冠状动脉粥样硬化阶段(无症状性心肌缺血):无症状性心肌缺血也叫隐匿型冠心病,是指无临床症状,但客观检查有心肌缺血表现的冠心病。患者有冠状动脉粥样硬化,但病变较轻或有较好的侧支循环,或患者痛阈较高因而无疼痛症状。其心肌缺血的心电图表现可见于静息时,或仅在增加心脏负荷时才出现,常为动态心电图记录所发现。

冠状动脉粥样硬化常伴发冠状动脉痉挛,痉挛可使原有的管腔狭窄程度加剧,甚至导致供血的中断,引起心肌缺血及相应的心脏病变(如心绞痛、心肌梗死等),并可成为心源性猝死的原因。

本阶段如能早期发现,消除危险因素,避免诱因,采用抗心肌缺血药物(如硝酸酯类、β受体阻滞药)和阿司匹林预防性治疗,是可获得康复的。

(2)心绞痛阶段:是由第一阶段未得到及时干预,或没有重视防治发展而来。心绞痛是冠状动脉供血不足,心肌急剧的、暂时缺血与缺氧所引起的临床综合征。心绞痛的产生机制,主要是由于心肌血液供应与需要之间失去平衡所致。其特点为胸前区阵发性的压榨性疼痛感觉,可伴有其他症状,疼痛主要位于胸骨后部,可放射至心前区与左上肢,常发生于劳动或情绪激动时,持续数分钟,休息或用硝酸酯制剂后消失。

典型心绞痛发作是突然发生的位于胸骨体上段或中段之后的压榨性、闷胀性或窒息性疼痛,亦可能波及大部分心前区,可放射至左肩、左上肢前内侧,达无名指和小指,偶可伴有濒死的恐惧感觉,往往迫使患者立即停止活动,重者还出汗,疼痛历时1~5分钟,很少超过15分钟;休息或含服硝酸甘油片,在1~2分钟内(很少超过5分钟)消失,常在体力劳累、情绪激动(发怒、焦急、过度兴奋)、受寒、饱食、吸烟时发生,贫血、心动过速或休克亦可诱发。不典型的心绞痛,疼痛可位于胸骨下段、左心前区或上腹部,放射至颈、下颌、左肩胛部或右前胸,疼痛可很快缓解或仅有左前胸不适发闷感。

本阶段应采取积极的治疗,多采用药物治疗,控制心绞痛发作,稳定病情。如冠状动脉造影检查堵塞大于75%时,应积极采取介入治疗或搭桥术治疗。

(3)心肌梗死阶段(猝死):心肌梗死是冠状动脉闭塞,血流中断,使部分心肌因严重的持久性缺血而发生局部坏死。临床上有剧烈而较持久的胸骨后疼痛,发热、白细胞增多、红细胞沉降率加快、血清心肌酶活力增高及进行性心电图变化,可发生心律失常、休克或心力衰竭。

心肌梗死90％以上是由于冠状动脉粥样硬化病变基础上血栓形成而引起的，较少见于冠状动脉痉挛，少数由栓塞、炎症、畸形等造成管腔狭窄闭塞，使心肌严重而持久缺血达1小时以上即可发生心肌坏死。心肌梗死发生常有一些诱因，包括过劳、情绪激动、大出血、休克、脱水、外科手术或严重心律失常等。

　　本阶段多由心绞痛未得到及时治疗发展而来，病情严重，需立即抢救治疗，治疗难度大，如抢救及时，及早进行介入或搭桥治疗，可挽救生命。

　　综上所述，应正确认识冠心病的三个阶段。冠心病是一种由多种病因引起的慢性难治性疾病。在治疗上要抓紧第一阶段（不可忽视，积极治疗至痊愈为佳），稳定第二阶段（长期用药，稳住病情向痊愈转化），消除第三阶段（重视前两阶段治疗，降低第三阶段发生率），这样才能提高冠心病的治疗有效率和康复率。中西医结合综合治疗是治疗冠心病疗效好、治愈率高的有效方法。只要坚持治疗，按时服药，树立信心，即使到了第三阶段的患者也可获得康复的机遇。在临床工作中，把冠心病划分为三个阶段来认识，对于冠心病的治疗和疗效评价有着现实的指导意义。

（四）冠心病的危害

　　在冠状动脉系统长期硬化情况下，最终会导致远端下游相应的灌注区域的心肌缺血。发生缺血的原因主要是由于冠状动脉供血和心肌需血之间的矛盾。矛盾的根源无非是某一冠状动脉及其分支因动脉粥样硬化而导致供血量的减少或心肌需血量的增加导致供不应求。慢性供血量不足主要由于严重狭窄（一般大于75％时）或闭塞所致；急性供血量不足则主要由于血管的痉挛或斑块破裂，诱发管腔内血栓形成，导致管腔的突然狭窄加重或闭塞。发生慢性缺血的基础是供需之间持续存在的矛盾。发生急性缺血的基础是供需之间临时发生的矛盾。如果临时发生的供需矛盾所致的心肌缺血可以在短时间内(大都为 3～5 分钟,一般不超过 30 分钟)解除,在临床上则表现为心绞痛。如果短时间内无法解除时(大都超过 30 分钟),导致相应冠状动脉下游远端灌注区的心肌坏死,临床上则表现为急性心肌梗死。慢性缺血一般都是由于冠状动脉慢性固定性严重狭窄或闭塞所引起。在慢性缺血情况下,由于心脏对于缺血逐渐地得到了适应,或侧支循环的代偿性增粗,供血得到了部分代偿,从而一般不会发生心绞痛和心肌梗死。心绞痛可分为稳定性和不稳定性两种。在冠状动脉固定性狭窄基础上,由于劳累或情绪等因素诱发的劳力性心绞痛属于稳定性心绞痛。任何情况下冠状动脉供血突然减少所造成的心绞痛或劳力性心绞痛的不断恶化,临床上称之为不稳定性心绞痛。稳定性心绞痛一般不会诱发急性心肌梗死,不稳定性心绞痛则容易发生急性心肌梗死。冠心病的危害除了可以发生心绞痛和心肌梗死以外,还可以因为心肌缺血导致各种心律失常及心脏扩大和心力衰竭。最严重的心律失常是心室颤动,临床上表现为突然死亡(医学上称之为猝死)。心绞痛、心肌梗死、心律失常、心脏扩大和心力衰竭可以互为因果而同时存在。猝死是冠心病死亡的主要形式。冠状动脉狭窄的程度与疾病的结局(预后)不成比例。某一冠状动脉粥样斑块导致的慢性管腔狭窄程度即使非常严重的患者,预后不一定绝对的坏;冠状动脉狭窄不严重的预后却不一定好。最新研究证明,预后取决于粥样硬化斑块的性质。硬斑块含脂质相对较少,纤维帽厚,不易破裂,预后较好。相反,软斑块含脂质丰富,纤维帽纤薄,容易出血或破裂,容易导致急性血栓形成和急性心肌梗死或猝死。

(五)冠心病的临床检查

1. 血生化检查

(1)血脂检查:主要检测血中的总胆固醇、高密度脂蛋白、低密度脂蛋白、载酯蛋白等。冠心病伴有高脂血症者很多见。

脂肪代谢或运转异常使血浆一种或多种脂质高于正常称为高脂血症。高脂血症是一种全身性疾病,是指血中胆固醇(TC)和(或)三酰甘油(TG)过高或高密度脂蛋白胆固醇(HDL-C)过低,现代医学称之为血脂异常。目前已经公认高脂血症,包括高胆固醇血症、高三酰甘油血症及二者都高的复合性高脂血症。

高脂血症的主要危害是导致动脉粥样硬化,进而导致众多的相关疾病,其中最常见的一种致命性疾病就是冠心病。严重乳糜微粒血症可导致急性胰腺炎,是另一致命性疾病。

①高脂血症的分类:根据血清总胆固醇和高密度脂蛋白胆固醇的测定结果,分为以下四种类型。

a. 高胆固醇血症:血清总胆固醇含量增高,超过5.72毫摩/升,而三酰甘油含量正常,即<1.70毫摩/升。

b. 高三酰甘油血症:血清三酰甘油含量增高,超过1.70毫摩/升,而总胆固醇含量正常,即总胆固醇<5.72毫摩/升。

c. 混合型高脂血症:血清总胆固醇和三酰甘油含量均增高,即总胆固醇超过5.72毫摩/升,三酰甘油超过1.70毫摩/升。

d. 低高密度脂蛋白血症:血清高密度脂蛋白胆固醇(HDL-C)含量降低,<9.0毫摩/升。

②高脂血症的症状:根据程度不同,高脂血症的症状也表现不一。

a. 轻度高脂血症通常没有任何不舒服的感觉,但没有症状不等于血脂不高,定期检查血脂至关重要。

b. 一般高脂血症的症状多表现为头晕、神疲乏力、失眠健忘、肢体麻木、胸闷、心悸等,还会与其他疾病的临床症状相混淆,有的患者血脂高但无症状,常常是在体检检查血液时发现高脂血症。另外,高脂血症常常伴随着体重超重与肥胖。

c. 高脂血症较重时会出现头晕目眩、头痛、胸闷、气短、心慌、胸痛、乏力、口角歪斜、肢体麻木等症状,最终会导致冠心病、脑卒中等严重疾病,并出现相应表现。

d. 长期血脂高,脂质在血管内皮沉积所引起的动脉粥样硬化,会引起冠心病和周围动脉疾病等,表现为心绞痛、心肌梗死、脑卒中和间歇性跛行(肢体活动后疼痛)。

e. 少数高脂血症还可出现角膜弓和高脂血症眼底改变。

③高脂血症的危害:大量研究资料表明,高脂血症是脑卒中、冠心病、心肌梗死、猝死的危险因素。此外,高脂血症也是促进高血压、糖耐量异常、糖尿病的一个重要危险因素。高脂血症还可导致脂肪肝、肝硬化、胆石症、胰腺炎、眼底出血、失明、周围血管疾病、跛行、高尿酸血症。所以必须高度重视高脂血症的危害,积极地预防和治疗。

④冠心病患者一定要查血脂:冠心病患者去医院看病时,医生都会建议进行血脂检查,这是因为有以下几点理由。

a. 血脂异常是冠心病主要的致病性危险因素之一。目前公认的冠心病主要危险因素有:血脂异常、高血压、糖尿病、吸烟等,其中血脂异常是冠心病最主要的致病性危险因素。许多大规模临床试验均已证实,对冠心病患者给予降脂治疗,可以降低心脏病的发生率和死亡率。

b. 检查血脂有利于指导冠心病患者的治疗。目前,降脂治疗是冠心病治疗的重要有效措施之一,但每位患者的治疗并非千篇一律,应根据患者血脂异常的程度和类型来选择不同的治疗方案。通过血脂检查,可了解患者有无血脂异常及其血脂异常的程度和类型,从而有利于指导患者的治疗。

c. 冠心病患者降脂治疗必须"达标"。研究表明,要获得良好的治疗效果,冠心病患者的降脂治疗必须达到一定的目标值,特别应使低密度脂蛋白胆固醇(LDL-C)降至 2.6 毫摩/升以下。

由此可见,冠心病患者进行血脂检查是很有必要的。

(2)血糖检查:包括检查空腹或餐后 2 小时血糖,尤其是早期高血压患者主要检测餐后 2 小时血糖,以便早期发现合并糖耐量异常的患者。

①冠心病患者易合并有糖尿病,共同构成冠心病的易患因素,测血糖、尿糖及糖耐量试验有助于及早发现糖尿病。

②糖尿病患者易发生肾血管疾病及糖尿病性肾病,这些病变均可导致血压升高,血压升高又会影响冠状动脉血流,故测定血糖、尿糖及糖耐量有助于鉴别高血压的原因。

③原发性醛固酮增多症、柯兴综合征、嗜铬细胞瘤等为可引起血压升高的内分泌疾病,常伴有高血糖,故检查血糖、尿糖和糖耐量,有助于原发性与继发性高血压的鉴别诊断。

④利尿药治疗高血压时可能使血糖升高或糖耐量减低,治疗前测定血糖、尿糖及糖耐量,有助于药物治疗的观察及药物不良反应的判断。

(3)肝功能检查:由于肝脏功能多样,所以肝功能检查方法很多。与肝功能有关的检查有血清蛋白检测,常用血清酶检查,碱性磷酸酶(ALP)检测,γ-转肽酶(γ-GT)检测,血清胆红素(CB/STB)检测,丙氨酸氨基转移酶(ALT),天门冬氨酸氨基转移酶(AST)等。

(4)血流变检查:血液流变学是专门研究血液流动及血球变形规律的一门新的医学分析学科。通常人们所说的血流变检查,其主要内容是研究血液的流动性和黏滞性,以及血液中红细胞和血小板的聚集性和变形性等。血液流变学检查近十几年来在临床的应用越来越广泛,在疾病的诊断和治疗、疾病的发展和预防方面均具有非常重要的意义。它包含的具体内容及临床意义如下。

①全血黏度检测:全血黏度是反映血液流变学基本特征的参数,也是反映血液黏滞程度的重要指标。影响全血黏度的主要因素有红细胞压积、红细胞聚集性和变形性及血浆黏度等。根据切变率的不同,一般分为高、中、低切黏度。高切变率下的全血黏度反映红细胞的变形性,低切变率下的全血黏度反映红细胞的聚集性。

临床意义:血液黏度是血液流变的重要参数,在血栓前状态和血栓性疾病的诊断、治疗和预防中起着重要作用。血液黏度增高,血液的流变性质发生异常,可直接影响到组织的血流灌注情况,发生组织缺水和缺氧、代谢失调、机体功能障碍,从而出现一系列严重后果。全血黏度升高会导致下列疾病的发生:循环系统疾病,如动脉粥样硬化、高血压、冠心病、心绞痛、心肌梗死、高脂血症、心力衰竭、肺源性心脏病、深静脉栓塞等;糖尿病;脑血管病,如卒中、脑血栓、脑血管硬化症等;肿瘤类疾病,较为常见的为肝脏、肺和乳腺肿瘤等;真性红细胞增多症、多发性骨髓瘤、原发性巨球蛋白血症等;其他,如休克、烧伤、先兆子痫等。全血黏度减低见于各种贫血、大失血等。

②血浆黏度:血浆黏度是反映血液黏滞程度的又一重要指标。影响血浆黏度的因素有纤维蛋白原、球蛋白、白蛋白、脂类和血糖等。

临床意义:血浆黏度越高,全血黏度也越高。临床血浆黏度增高可见于遗传性球型红细胞增多症、一些缺血性心脑血管病、糖尿病、巨球蛋白血症等。

③红细胞压积:红细胞压积又称红细胞比容、比积,是指将不改变红细胞体积的抗凝血放置于温氏管或毛细管中,经一定离心

力离心一段时间后,被压紧的红细胞层占血液容积的比例。

临床意义:红细胞压积增高,见于剧烈运动或情绪激动的正常人,各种原因所致血液浓缩,如大量呕吐、腹泻、大面积烧伤后有大量创面渗出液等。真性红细胞增多症有时可高达 80％左右。继发性红细胞增多症系体内氧供应不足引起的代偿反应,如新生儿、高山居住者及慢性心肺疾病等。红细胞压积降低,见于正常孕妇、各种贫血患者,以及应用干扰素、青霉素、吲哚美辛、维生素A 等药物。

④全血还原黏度检测:全血还原黏度是指红细胞压积为 1 时的全血黏度值,也称单位压积黏度。

临床意义:全血还原黏度反映了红细胞自身的流变性质对血液黏度的贡献。

a. 若全血黏度和全血还原黏度都高,说明血液黏度大,而且与红细胞自身流变性质变化有关,有参考意义。

b. 若全血黏度高而全血述原黏度正常,说明红细胞压积高(血液稠)而引起血液黏度大,但红细胞自身流变性质并无异常(对黏度贡献不大)。

c. 若全血黏度正常而全血还原黏度高,表明红细胞压积低(血液稀),但红细胞自身的流变性质异常(对黏度贡献过大),说明全血黏度还是高的,也有参考意义。

d. 若全血黏度和全血还原黏度都正常,说明血液黏度正常。

⑤红细胞聚集指数:红细胞聚集性是指当血液的切变力降低到一定程度,红细胞互相叠连形成所谓"缗钱状"聚集物的能力。

临床意义:临床上许多疾病都伴有红细胞聚集性升高,如急性心肌梗死、脑梗死、肺心病、糖尿病、高脂血症、周围血管病等。

⑥红细胞变形指数:红细胞变形性是指红细胞在血液流动中的变形能力,也就是红细胞在外力作用下改变其形状的特性。

临床意义:临床上红细胞变形性减低主要见于一些溶血性贫

血、心肌梗死、脑血栓、高血压和外周血管病、糖尿病、肺心病等。

a. 急性心肌梗死患者红细胞变形能力下降,第1～3天变化明显。

b. 脑血栓形成患者红细胞变形明显低于健康人。糖尿病患者也有类似改变,有血管并发症者更低。

c. 高脂血症使红细胞膜中胆固醇含量升高,膜面积增加,红细胞变成棘状,变形性降低。

d. 多发性动脉粥样硬化、慢性肾衰竭、雷诺征、高血压病、肿瘤均可使红细胞变形能力降低,吸烟也降低红细胞的变形能力。

⑦红细胞沉降率(血沉):是指红细胞在一定条件下的沉降速度。其临床意义如下。

a. 结核和风湿的活动期血沉常增快;当病情好转或稳定,血沉也逐渐恢复正常。

b. 用于鉴别心肌梗死与心绞痛、胃癌与胃溃疡、盆腔炎性包块与无并发症卵巢囊肿,前者血沉明显增快,后者正常或略有增高。

c. 多发性骨髓瘤的血浆中出现大量异常球蛋白,血沉加速非常显著。

⑧红细胞刚性指数:正常情况下,血液中红细胞的数量及质量保持相对稳定。无论何种原因造成的红细胞生成和破坏的失常,都会引起红细胞在数量和质量上的改变,从而导致疾病的发生。

临床意义:红细胞刚性指数越大,表明红细胞变形性越小,是高切变率下血液黏度高的原因之一。

⑨红细胞电泳时间:红细胞表面带有负电荷,在直流电场的作用下移动一定距离所需的时间叫红细胞电泳时间。影响电泳时间的因素主要与血浆中血脂、球蛋白和纤维蛋白原的增加及血浆黏度的增加有关。

临床意义:缺血性卒中、冠心病、肺心病、心肌梗死、高血压、慢性支气管炎及系统性红斑狼疮的患者红细胞电泳率都降低,电泳时间延长。

⑩纤维蛋白原:血浆中的纤维蛋白原即凝血因子Ⅰ,是凝血系统中的重要凝血因子。纤维蛋白原含量增高是血栓性疾病的重要危险因子,它对心脑血管病、糖尿病、肿瘤等疾病的诊断、治疗和预后有重要的意义。

临床意义:纤维蛋白原减少见于先天性低(无)纤维蛋白原血症、新生儿及早产儿、弥漫性血管内凝血、重症肝炎、肝硬化、重症贫血、原发性纤维蛋白溶解症、恶性肿瘤及某些产科急症。纤维蛋白原增多见于妊娠晚期妊高症、老年人糖尿病、动脉粥样硬化症、急性传染病、结缔组织病、急性肾炎和尿毒症、烧伤、放射病、多发性骨髓瘤、休克、手术后、心肌梗死及剧烈运动后。

测定血液流变学各项指标,对于多种疾病的病因研究、诊断、鉴别诊断、疾病的发展和预后的判断、治疗和预防等都有着极其重要的作用。

2. 心肌酶学检查 是急性心肌梗死诊断和鉴别诊断的重要手段之一。心肌酶是存在于心肌的多种酶的总称,一般有天门冬氨酸氨基转移酶(AST)、乳酸脱氢酶(LDH)及同功酶、a-羟丁酸脱氢酶(a-HBD)和肌酸激酶(CK)及同工酶(CK-MB),国内常将这一组与心肌损伤相关的酶合称为心肌酶谱。临床上根据血清酶浓度的序列变化和特异性同工酶的升高等肯定性酶学改变,便可明确诊断为急性心肌梗死。

(1)心肌酶检查参考值:乳酸脱氢酶(LDH)100～240单位/升;天门冬氨酸氨基转移酶(AST)0～40单位/升;肌酸激酶(CK)24～194单位/升;肌酸激酶同工酶(CK-MB)0～25单位/升;丙氨酸氨基转移酶(ALT)0～40单位/升。

(2)心肌酶检查意义:HBD与LDH、AST、CK及CK-MB共

同组成心肌酶谱,对诊断心肌梗死有重要意义。健康成人血清LDH/HBD比值为1.3～1.6,但心肌梗死患者血清HBD活性升高,LDH/HBD比值下降,为0.8～1.2。

3. 心功能检查

(1)心电图:心电图是冠心病诊断中最早、最常用和最基本的诊断方法。与其他诊断方法相比,心电图使用方便,易于普及;当患者病情变化时便可及时捕捉其变化情况,并能连续动态观察和进行各种负荷试验,以提高其诊断敏感性。无论是心绞痛或心肌梗死,都有其典型的心电图变化,特别是对心律失常的诊断更有其临床价值,当然也存在着一定的局限性。

(2)心电图负荷试验:主要包括运动负荷试验和药物试验(如潘生丁、异丙肾上腺素试验等)。心电图是临床观察心肌缺血最常用的简易方法,当心绞痛发作时,心电图可以记录到心肌缺血的心电图异常表现。但许多冠心病患者尽管冠状动脉扩张的最大储备能力已经下降,通常静息状态下冠状动脉血流量仍可维持正常,无心肌缺血表现,心电图可以完全正常。为揭示减少或相对固定的血流量,可通过运动或其他方法,给心脏以负荷,诱发心肌缺血,进而证实心绞痛的存在。运动试验对于缺血性心律失常及心肌梗死后的心功能评价也是必不可少的。

(3)动态心电图:是一种可以长时间连续记录并收集分析心脏在活动和安静状态下心电图变化的方法。此技术于1947年由Holter(霍特)首先运用于监测电活动的研究,所以又称Holter(霍特)监测。常规心电图只能记录静息状态短暂仅数十次心动周期的波形,而动态心电图于24小时内可连续记录多达10万次左右的心电信号,可提高对非持续性异位心律,尤其是对一过性心律失常及短暂的心肌缺血发作的检出率,因此扩大了心电图临床运用的范围,并且出现时间可与患者的活动和症状相对应。

4. 超声和血管内超声 心脏超声可以对心脏形态、室壁运动及左心室功能进行检查,是目前最常用的检查手段之一,对室壁瘤、心腔内血栓、心脏破裂、乳头肌功能等有重要的诊断价值。血管内超声可以明确冠状动脉内的管壁形态及狭窄程度,是一项很有发展前景的新技术。

5. 冠状动脉 CT 心脏多层螺旋 CT 冠状动脉成像是一项无创、低危、快速的检查方法,已逐渐成为一种重要的冠心病早期筛查和随访手段。适用于:①不典型胸痛症状的患者,心电图、运动负荷试验或核素心肌灌注等辅助检查不能确诊者;②冠心病低风险患者的诊断;③可疑冠心病,但不能进行冠状动脉造影;④无症状的高危冠心病患者的筛查;⑤已知冠心病或介入及手术治疗后的随访。

6. 冠状动脉造影检查 冠状动脉造影术是通过影像学方法确定冠状动脉有无病变,以及为冠心病的诊治和研究提供可靠依据的介入性诊断技术。冠状动脉造影术就是在股动脉(或桡动脉)插入导管至主动脉根部,选择性地将导管送入左、右冠状动脉开口,注射造影剂而在 X 线透视下显示冠状动脉的形态特点的一种心血管造影方法(图2)。这种方法能清楚地显示冠状动脉粥样硬化引起的血管狭窄或阻塞的位置,有胸痛症状的患者或者心电图及其他无创检查提示有心肌缺血的患者,均应做此项检查。年龄大的部分患者做心脏外科手术前也应接受此项检查。目前,诊断性冠状动脉造影术已成为心导管检查术中一种既常用又安全的临床检查方法,是冠状动脉疾病明确诊断的唯一的标准。然而,诊断性冠状动脉造影术也有其严格的适应证和禁忌证。在评估冠状动脉病变时,做好充分的术前准备至关重要。

(1)冠状动脉造影术的指征及适应证

①冠状动脉造影术的指征

a. 诊断性冠状动脉造影:患者胸痛不适或憋闷,与劳累等因素无关,不能随硝酸盐制剂或休息等措施缓解;上腹部症状,无食

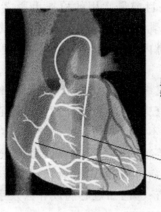

显影剂的注入让冠状
动脉清晰地显现出来
（图中白色线为导
管及显影了的血管）

导管
冠状动脉

图 2　冠状动脉造影术示意图

道、胃与胆道疾病，或经治疗不能缓解，需与心绞痛鉴别；有缺血性心绞痛症状，但运动试验或同位素心肌断层显像无缺血客观指征者；Holter（霍特）动态心电图或运动试验有心肌缺血客观指征，但无临床症状者；高通气综合征（过度换气综合征）的患者有心肌缺血指征者；心电图 T 波异常（倒置、低平或抬高）或非特异 ST-T 改变（低平或抬高）需排除冠心病者；为安全或职业特殊需要，需除外冠心病者，如飞行员或高空作业人员有胸部不适者。

b. 指导治疗的冠状动脉造影：对有典型心绞痛症状，各种无创性检查证实有心肌缺血的冠心病患者，或经过治疗后临床症状还有反复且疗效不明显的患者，冠状动脉造影可提供确切的冠状动脉病变和范围及左室功能情况，为进一步制定治疗方案提供客观依据。

c. 明确病因诊断的冠状动脉造影：冠状动脉造影还可应用于原因不明的心脏扩大、心功能不全和心律失常以明确病因诊断，除外冠心病的可能性。此类患者除需同时进行左室造影和左室舒张末压测定外，还应同时做右心导管检查，测定右心各压力指标,必要时还应进行肺动脉造影或右心室造影,疑为心肌病者应进行心内膜心肌活检术。

d. 非冠状动脉疾病重大手术前的冠状动脉造影:中年以上非风湿性心脏瓣膜病患者行瓣膜置换术前,年轻患者若有胸痛症状也应于术前做冠状动脉造影;钙化性心脏瓣膜病患者瓣膜置换术前,若同时有冠状动脉严重病变者应同时做冠状动脉搭桥术;先天性心脏病行矫正术前,尤其是法鲁四联征、大血管转位等可能合并先天性冠状动脉畸形者;特发性肥厚性主动脉瓣狭窄术前。

②冠状动脉造影术的具体适应证

a. 不典型胸痛,如胸痛综合征,上腹部症状如包括胃、食道及胆囊等所致症状,临床上难以与心绞痛进行鉴别,为明确诊断者。

b. 有典型的缺血性心绞痛症状,无创性检查如运动平板试验、心肌核素显像等提示心肌缺血改变者。

c. 无创性检查如动态心电图、运动平板试验及心肌核素显像等提示有心肌缺血改变,而无临床症状者。

d. 不明原因的心律失常,如恶性室性心律失常或新发传导阻滞者。

e. 不明原因的左心功能不全,主要见于扩张型心肌病或缺血性心肌病,为进行鉴别者。

f. 冠状动脉腔内成形术[激光、旋切、旋磨或经皮冠脉介入治疗(PCI)等]或 CABG(搭桥术)术后反复发作的难以控制的心绞痛者。

g. 无症状但疑有冠心病,在高危职业如飞行员、汽车司机、警察、运动员及消防队员等或医保需要者。

h. 非冠状动脉病变,如先天性心脏病和瓣膜病等重大手术前,其易合并有冠状动脉畸形或动脉粥样硬化,可以在手术的同时进行干预者。

③以治疗冠状动脉疾病或评价治疗效果为目的时,其适应证

如下。

a. 稳定型心绞痛,内科治疗效果不佳,影响工作及生活者。

b. 不稳定型心绞痛患者。

c. 原发性心脏骤停复苏成功者,左主干病变或前降支近端病变的可能性较大,属高危组,需冠状动脉评价,尽早干预。

d. 冠心病患者发作 6 小时以内的急性心肌梗死或发病在 6 小时以上仍有持续性胸痛,拟行急诊经皮冠状动脉介入治疗(PCI)手术者;急性心肌梗死早期合并室间隔穿孔、乳头肌断裂,导致心源性休克或急性心力衰竭,经积极内科治疗无好转,需行急诊手术治疗者;梗死后心绞痛,经积极内科治疗不能控制者;冠状动脉内溶栓治疗者;静脉溶栓失败,胸痛症状持续不缓解者;溶栓治疗有禁忌证者;静脉溶栓成功后再闭塞或心肌梗死后早期(2周内)症状复发者。

e. 陈旧性心肌梗死(OMI)伴新近发生心绞痛,经内科药物保守治疗无效者;陈旧性心肌梗死伴心功能不全,临床和辅助检查如心电图、心脏彩超等提示室壁瘤形成者;陈旧性心肌梗死伴乳头肌功能障碍者;陈旧性心肌梗死无创检查提示与原梗死部位无关的缺血改变者;陈旧性心肌梗死为进一步明确冠状动脉病变性质如范围、部位及程度者。

f. 高龄患者如原发性心肌病、高血压性心脏病、风湿性心脏病及糖尿病等,为明确是否合并冠状动脉疾病及选择治疗方案时。其他非心血管疾病、肿瘤或胸腹部大手术前,需排除冠心病者。

④凡是有冠心病家族史、冠心病危险因素如糖尿病、高血压、血脂紊乱和吸烟等,临床上出现冠心病的病症,如不明原因胸痛、心律失常、不能解释的心功能不全,或高度疑诊冠心病的患者,经上述综合方法难以确定冠心病者;已被诊断为冠心病心绞痛、心肌梗死,甚至已出现其并发症如室壁瘤等的患者;冠心病行外科

手术治疗——冠状动脉搭桥术前;中老年非冠心病的其他需要外科手术治疗的心脏病患者,为了解冠状动脉情况,评估心脏的复跳情况和术中、术后是否可能发生冠心病的严重并发症等,均是行该项检查的适应证。

国内外多项研究显示,糖尿病患者冠状动脉病变多严重而且弥漫,心电图变化可早于非糖尿病患者,但出现症状却晚于非糖尿病患者,可能与糖尿病患者心脏神经的感觉功能受损、心绞痛的感觉阈延长有关。糖尿病患者中冠心病的致死率是非糖尿病患者的 2 倍,及早发现糖尿病患者中冠心病的高危患者尤为有意义。糖尿病患者发生心绞痛或心肌梗死时,胸痛等症状可能不典型,严重程度与病情不完全相符,患者不要掉以轻心,应及时观察就医,减少心肌梗死的发病和病死风险,提高生存和治愈率。

(2)冠状动脉造影的禁忌证

①碘过敏或造影剂过敏者。

②有严重的心肺功能不全,不能耐受手术者。

③未控制的严重心律失常如室性心律失常、快速房颤者。

④未纠正的低钾血症、洋地黄中毒及电解质紊乱和酸碱平衡失调等患者。

⑤严重的肝、肾功能不全者。

⑥出血性疾病如出血和凝血功能障碍患者。

⑦患者身体状况不能接受和耐受该项检查者。

⑧发热及重度感染性疾病者。

⑨其他不明原因发热,尚未控制的感染者;严重贫血、血红蛋白<80 克/升者;严重的电解质紊乱者;严重的活动性出血者;尚未控制的高血压者;对造影剂过敏及脑血管意外急性期等患者。

目前,在临床实际操作中,冠状动脉造影禁忌证是相对的,只要做好充分的术前准备,某些患者如碘过敏试验阳性、心律失常等也可行冠状动脉造影,甚至由于心脏原因而危及患者生命急需行冠状动脉造影者,无须考虑其禁忌证。

(3)冠状动脉造影术的临床意义:冠状动脉造影是目前唯一能直接观察冠状动脉形态的诊断方法,医学界称其为"金标准"。

①明确冠心病的诊断(图 3)。对于有不典型心绞痛症状,临床难以确诊,尤其是治疗效果不佳者,以及中老年患者心脏扩大、严重心律失常、心力衰竭、心电图异常,怀疑有冠状动脉病变或畸形,但无创检查结果不能确诊者,冠状动脉造影可提供有力的诊断依据。对无症状但运动试验明显阳性,特别是对运动核素心肌灌注亦阳性者,以及原发性心脏骤停复苏者,亦应进行冠状动脉及左心室造影,以明确诊断。

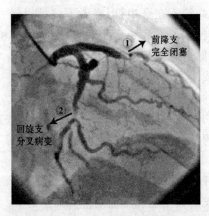

图 3 通过冠状动脉造影可清晰看到两处狭窄的病变位置

②冠状动脉造影时如发现有狭窄,可及时置入支架。

③对行使冠状动脉介入疗法的患者,做冠状动脉造影复查是明确有无再狭窄的有效方法。

④用于指导治疗。对临床上确诊的冠心病患者,在内科保守治疗不佳而考虑采用经皮冠状动脉腔内成形术(PTCA),或主动脉-冠状动脉旁路移植术时,必须先进行冠状动脉及左心室造影,

明确冠状动脉狭窄的部位、程度及左心室的功能情况,以正确选择适应证,制定治疗方案。

(4)冠心病患者必做的造影检查:冠心病是冠状动脉狭窄造成的,心电图、CT 等常规检查虽可提示是否存在冠心病,但有时并不准确。目前,最准确的诊断冠心病的方法是冠状动脉造影。该方法被称为诊断冠心病的"金标准"。因此,做冠状动脉造影的理由主要有以下 3 个。

①冠心病治疗方法的选择很大程度上依赖冠状动脉造影的结果,是选择药物治疗、介入治疗,还是外科手术治疗,必须通过冠状动脉造影后才能最后确定。

②冠状动脉造影可以使医生直接看到冠状动脉病变的具体情况,而且也是目前能够完全显示冠状动脉结构的唯一方法,是目前诊断冠心病的最准确方法之一。

③冠状动脉造影还可以对冠心病患者的预后进行评价和估计。目前临床上应用最多的是:对已明确诊断为冠心病的患者做进一步检查以决定治疗措施;对冠心病诊断不明确的患者予以排除或证实。

冠状动脉造影检查的结果非常清晰、直观,即使完全不懂医的普通老百姓也能在医生的指导下看懂。

二、冠心病治疗的误区

(一)认识误区

1. 冠心病是内科疾病,与炎症感染无关 最近一项新的医学研究指出,人体内无痛性迁延不愈的慢性炎症,是心脏病最重要的诱发因素,甚至比高胆固醇血症更为重要。专家们发现,身体内任何部位的慢性炎症,如慢性牙龈炎等低水平的感染所致炎症反应,都可产生炎性蛋白,这些炎性蛋白进入血液循环后,可对动脉血管造成损害,并使血管内壁脂类等附着物发生崩解脱落,并能促进血小板聚集,从而形成血栓堵塞冠状动脉而致心脏病。因此,只有彻底寻查和治疗根除体内的慢性炎性病灶,才能有效地预防和降低冠心病的发生。

2. 冠心病是中老年人的病,青少年无须预防　尽管冠心病的诸多表现形式,如心绞痛、心肌梗死、心律失常、心力衰竭等,一般都发生在中老年人阶段,但其根源却是在青年时期形成的。研究发现,两三岁幼儿的主动脉可以形成很高比例的"脂肪条层",这是最终形成动脉粥样硬化的先兆,随着年龄的增长,这种改变就会逐渐加重,从而导致冠状动脉硬化变窄而致病。因此,儿童从两岁后,就应合理膳食,均衡营养,积极参加适宜的体育锻炼,保持健康的体重,就可以降低成年以后患冠心病的危险。

3. 男性比女性更有可能患冠心病　男性可能由于精神上的压力和不良的生活嗜好,在年龄较轻的时候可能出现胸痛、胸闷、心慌、气短等冠心病的"初步症状",或是被诊断为冠心病,其发病人数也明显地多于女性。但女性停经后,由于内分泌激素的影响,保持女性心脏功能的激素水平下降,因而患冠心病的可能性会同男性一样高。因此,无论男女,都要从小建立健康的生活方式,改变不良的生活习惯,少饮酒,不吸烟,合理营养,坚持锻炼,保持良好的心理状态和健康的体重,可大大降低患冠心病的危险。

4. 高强度的锻炼,才能使心血管受益　有人认为,只有进行高强度的运动,才能最大限度地提高机体的增氧能力,才能使心血管受益。进行高强度的运动,可以减少某一种心血管病的因素,但不能防止诸如家族心脏病史或高胆固醇史等危险因素,顶尖的运动员也有可能出现心肌梗死或其他心脏问题。其实,强度适中的锻炼,如草坪剪草、房间吸尘、定期散步、健身体操、快步慢跑等,每天坚持 40 分钟,可以大大地降低患心脏病的危险。每天坚持几次,每次持续 15～20 分钟,这样的锻炼与一次较长时间的锻炼同样有益。

5. 一旦患了冠心病,只会越来越重　多数人认为,一旦动脉粥样硬化形成,冠状动脉变窄,冠心病的病情就会越来越重。然而,一项十余年的研究结果表明,如能遵循均衡的低脂饮食,同时在医生的指导下服用有效的降脂及软化血管的药物,坚持适宜的体育锻炼,戒烟,少饮酒,控制体重,保持良好的心理状态等,不仅可使冠心病、心肌梗死、心力衰竭等类型的心脏患者过上有活力的生活,而且还可以有效地阻止动脉粥样硬化的加重,甚至能在某种程度上使病情好转。

6. 如果感到胸痛不适,最好是等它自行消失　胸痛、胸闷、心慌、气短等不适,是冠心病的"初期症状",这些症状开始是很轻微的、一过性的,不一会儿就会自行缓解的,因而有些患者就习以为常,怕麻烦,不愿去医院检查诊治,以致越拖病情越严重,甚至引发危及生命的突发事件。因此,对心脏出现的症状视而不见是最下策的态度,心脏有了问题就应采取积极的防治措施,千万不可掉以轻心,应及时去医院检查诊治。

7. 冠心病用药没有时间关系　一项关于心血管病发病时间的研究揭示,心肌梗死等猝发心脏病的突发,在一天中呈现双高峰,即起床后的 1～2 小时和此后的 10～12 小时,各有一次发病高峰,而以第一个高峰较明显。专家们指出,要是能在发病高峰到来之前用药,无疑能减少心血管病猝发的危险。通常服用的治疗冠心病药物,在服后 24 小时左右就能达到有效治疗浓度,因而每天一次的药物应在早晨 6 时服用,每天两次的药物应在早晨 6 时和下午 3 时服用,每天 3 次的药物应在早晨 6 时、中午 12 时、下午 5 时服用,则有可能抑制双高峰的出现,减少心脏病猝发的危险。

（二）治疗误区

1. 检查结果正常就无须服降脂药 有些冠心病患者血脂在正常范围，可是医生给他们开了降脂药，他们认为这是胡乱用药。其实不然。专家表示，对于急性冠心病患者，他汀类降脂药可起到稳定冠状动脉硬化斑块的作用，发挥该药物降脂作用以外的心血管保护作用。

2. 急性心梗保守治疗好 有些冠心病患者对新技术、新疗法了解太少，觉得手术有风险，在紧急时刻不愿选择急诊介入手术。对此，专家表示，冠心病患者应该要改变这种认识上的误区，如果经济条件许可，介入治疗无疑是一种明智的选择。

3. 放上支架就万事大吉 很多心绞痛经常发作的患者做完支架置入术后症状迅速消失，甚至恢复了体力活动，就以为万事大吉了。其实，支架治疗只是一种物理治疗。它通过改善血管局部狭窄，从而减轻心肌缺血而使心绞痛得到缓解。但由于患者有冠状动脉粥样硬化，其他部位同样也会发生狭窄，危险性仍然存在，况且，有些患者血管病变较多，支架只放在了几个重要的部位，还有的狭窄血管没有放支架。因此，即使放了支架，也应注意按健康的生活方式生活，根据病情，按医生要求继续服药治疗。

4. 错失治疗时机 一是在发生心绞痛等急性冠心病症状时，把它当作一般的小毛病，认为稍作休息就能缓解，结果贻误了最佳治疗时机。二是在发生急性心肌梗死时，以为吃"速效救心丸"等普通药物就能挺过去，而不是及时赶往医院救治，以至延误治疗危及生命。三是认为心脏手术危险，很多人在紧急救命时仍不愿选择创伤小、疗效好的心脏介入手术，结果错失救治良机。临床医学研究证实，急性冠心病患者在发病 6 小时内的救治效果最佳。目前，发达国家约 90% 的急性冠心病患者在紧急救治时选择心脏介入等手术治疗方法,使这一疾病的死亡率从 30% 下降到 5% 以内。而我国则有 70% 的急性冠心病患者仍然选择药物保守治疗,从而导致种种不良后果。医学专家强调,急性冠心病患者应放下思想顾虑,借助现代医学成果,力争及早防治,获得最佳治疗效果。

5. 心绞痛能扛就扛,尽量不吃药 很多冠心病患者,平时犯心绞痛的时候,总是先忍着,尽量不吃药,以为药如果经常吃,以后可能就没效了。其实不然,一方面,心绞痛急救用药最常用的是硝酸甘油,这类药物只有长期吃且每天吃的频率又很高的时候才可能产生耐药性,每天偶尔吃一次,甚至一天吃上三四次也不会形成耐药性,以后吃药也不会不管用;另一方面,心绞痛发作时,冠状动脉痉挛,心肌缺血,及早地给药治疗,可以尽快缓解冠状动脉痉挛,改善心肌供血,减轻心肌缺血的损伤程度,甚至可以减少发生急性心肌梗死的可能性。如果心绞痛发作且含服硝酸甘油,半小时后症状仍没有缓解,要高度警惕是否发生了急性心梗,应及早去医院救治,以最大程度地减少心肌坏死,说"时间就是心肌"一点也不为过。

(三)用药误区

1. 不能正确认识病情,盲目用药 对于冠心病患者来说,用药问题是一个相对比较复杂的问题,因为每一种药物都有它严格的适应证、禁忌证,而且不同个体用药也不一样。有的患者常常嫌吃药太多,不按医嘱用药、自行停药、增加或减少药量,有症状时用点药,没有症状时就随意停药或减少药量等,这是非常错误的做法。

2. 听信广告宣传,盲从购药 每位冠心病患者,其病情不同,在用药上也是有很大区别的。盲目迷信广告,蒙受经济损失事小,关键是可能起不到很好的治疗作用,还可能带来一些不良反应,甚至耽误病情。应该认识到,有病要到正规医院去,明确诊断后按医生指导用药,尽量服用正规厂家生产的药物,不要盲目听信药物广告宣传。

3. 过分在意不良反应,不敢用药 药的确是"三分毒",但是不吃药的话,病情更是得不到较好的控制,很多患者在看到药物的不良反应之后,往往就不敢再服用药物了。其实,药品说明书上,不良反应写得越详细,说明这个药物的药理学、药代学、药效学、毒理学试验和临床观察等做得越详细。有的不良反应出现的概率极低,有的不良反应轻微,及时停药就不会造成严重后果。

4. 时间错位 不少人服药都安排在白天而忽视夜间。有的药应每日服2次,有的药每隔12小时服1次,有的药每隔8小时服一次,可是患者往往在三餐时服用,这样白天血液中药物浓度过高,而夜间很低,影响疗效。

5. 药量过大或偏小 正常治疗量可获得良好效果,若超量服用可引起中毒,尤其是老年人和儿童。有的患者随意加大服药剂量,这样十分危险。同样,剂量小不仅可能没有疗效,反而贻误病情,甚至产生耐药性。

6. 吃药时断时续 药物发挥疗效主要取决于它在血液中恒定的浓度。如不按时服药,则达不到有效浓度,就可能无法控制疾病发展。

7. 疗程不足 药物治疗需要一定的时间,若用药两三天,症状有所缓解就停药,有可能达不到预期疗效。

8. 突然停药 许多慢性疾病需长期坚持用药控制病情,巩固疗效,如停药,应在医师指导下逐步进行,不要擅自停药。冠心病为慢性疾病,应长期坚持用药治疗,才能稳定病情,防止突发事件发生。

9. 换药随意 药物显示疗效,需要一定时间,如随意换药则会使治疗复杂化,出了问题也难以找出原因及时处理。

(四)饮食误区

1. 冠心病患者不能吃蛋　蛋类含有较高的胆固醇,所以很多人认为冠心病患者不能吃蛋类。其实,胆固醇大部分由体内合成,仅一小部分来自摄入的食物。蛋黄中的卵磷脂化合物被吸收进入血液后,会使血中的胆固醇和脂肪颗粒变小,并使之呈悬浮状态,减少了在血管壁的沉积。美国科学家对 300 名 30～60 岁的男子做过研究,在头 3 个月内每天吃 2 只鸡蛋,后 3 个月不吃鸡蛋。检查结果血脂并不变化。所以,冠心病患者每天吃 1 只鸡蛋是不成问题的。

2. 冠心病患者不能喝牛奶　冠心病患者完全可以放心喝牛奶。牛奶中的胆固醇含量并不高。而且,牛奶中还含有乳清酸,可抑制胆固醇合成,影响脂肪代谢,有降低血脂作用。尤其是酸奶,降低胆固醇的作用更是优于牛奶。牛奶还含丰富钙质,有助于补充钙,降低骨质疏松的发生率。牛奶中还有许多抗体,可增强人体免疫力和抵抗力,有利于延年益寿。

3. 冠心病患者应吃素食　长期拒荤吃素,会引起营养失衡,不利于健康,所以冠心病患者没有必要将荤菜拒之于口外,只要少吃含胆固醇高的食物就可以了。

三、冠心病的预防

(一)三级预防措施

1. 一级预防　冠心病的一级预防是对未发生冠心病的危险人群而言,是指对没有冠心病的人群进行对危险因素的干预,目的是防止动脉粥样硬化的发生和发展。公认的冠心病危险因素包括男性、有过早患冠心病的家族史(父母兄弟在55岁之前患心肌梗死或突然死亡)、吸烟(≥10支/日)、高血压、高密度脂蛋白胆固醇经反复测定仍<0.9毫摩/升(35毫克/分升)、糖尿病、有明确的脑血管或周围血管阻塞的既往史、重度肥胖(超重≥30%)。上述危险因素除性别和家族史不可逆转外,其他危险因素都可以治疗或预防。因此,如果能采取有效的一级预防措施,则可推迟动脉粥样硬化的到来,减少冠心病的产生。

(1)冠心病的一级预防可分为三种类型:高危者一级预防,以危险性绝对高但尚未出现冠心病表现者为目标;中度危险者一级预防,以危险相对高,但近期内尚无发生冠心病危险者为对象;终身预防,包括除了上述两类以外的其余人群。

①高危者的一级预防:高危者指低密度脂蛋白胆固醇(LDL)水平明显增高或中度增高并伴有其他冠心病危险因素[高胆固醇、高密度脂蛋白胆固醇<0.9毫摩/升(<35毫克/分升)、低密度脂蛋白胆固醇>160毫克/分升)、高血压、吸烟、糖尿病、男性>45岁、女性>55岁、有早发性冠心病家族史者]。为降低血胆固醇水平,要戒烟,控制血压和增加体力活动,减轻体重等。

②中度危险者的一级预防:中度危险者指低密度脂蛋白胆固醇水平高,无其他危险因素者,危险相对较高,但近期内不会有发生冠心病的危险。该类人群数量大,多为青年和中年男女。

③终身预防:如果从儿童期开始有效预防,在成为老年人时,冠心病的发病率有可能大大降低。

(2)一级预防措施

①控制高血压:在我国,高血压的发病率较高,因此对高血压的防治就显得格外重要。高血压病患者应饮食清淡,防止食盐过多,多吃蔬菜、豆类等含钾高的食物及含钙高的食物,避免饮酒和肥胖,适当运动,保持精神愉快。在选择降血压的药物时,要注意

控制其他危险因素如高血脂、高血糖、纤维蛋白原升高及心电图不正常,这样不仅可使血压降到正常,还可使冠心病的发病率下降。

②降低血脂:临床试验表明,冠心病危险因素的下降直接与血胆固醇水平降低幅度的大小和持续时间的长短有关。较长时间维持胆固醇于理想的水平,可达到预防冠心病发病或不加重冠心病的目的。因此,应广泛开展卫生宣传,预防人群中血脂升高。在膳食结构上,要保持传统的低脂肪、多青菜、素食为主的优点,改变低蛋白、低钙、高盐的缺点,使人群中总胆固醇水平保持在5.2毫摩/升(200毫克/分升)以下,总胆固醇水平在6.24毫摩/升(240毫克/分升)以上者应在医生指导下采取药物和非药物两种降脂措施。

③戒烟:据调查,我国吸烟人数为2.9~3.1亿人,此外尚有2.2亿人为被动吸烟。有研究表明,25岁的人,每日吸烟1~9支,减寿4.6年;10~19支,减寿5.5年;20~29支,减寿6.2年;40支以上者减寿8.3年。因此,世界卫生组织号召戒烟。戒烟的关键是毅力,虽也可配合药物和针灸,但成败仍取决于决心和意志。

④增加体力活动:运动是最有效的健康手段。活动身体的节律性运动如步行、上楼、跑步、骑自行车、游泳等比其他种类活动更有益处。如能每日或至少隔日进行20~30分钟的中等程度的活动(达到极量的50%~70%)就能有效地增强心功能。

⑤调节A型性格:A型性格具有时间紧迫感、争强好胜、易激怒、缺乏耐心等特点。美国西部合作研究表明,A型性格者冠心病发病率二倍于B型。所以,A型性格的人宜针对性地采用心理调节、打太极拳等方法加以调整。

⑥心理因素:保持乐观情绪,避免忧伤;控制激动和急躁情绪,回避激怒刺激环境;消除紧张感,科学地处理日常事务。

2. 二级预防 冠心病二级预防是对冠心病早期的患者而言，是指对已经发生了冠心病的患者早发现、早诊断、早治疗，目的是改善症状、防止病情进展、改善预后、防止冠心病复发。冠心病二级预防的主要措施有两个，一个是寻找和控制危险因素，另一个是可靠持续的药物治疗。

（1）积极治疗危险因素

①饮食：既要避免高脂肪饮食，又要确保满足人体的各种营养素，防止营养不良。

②生活起居：生活要有规律，睡眠时间合理，防止睡眠不足。

③个人习惯：抽烟和酗酒会导致和加重冠心病。从预防角度来看，应远离这些不良习惯。

④应重视基础病变的治疗：如高血压、糖尿病、肥胖、高血脂、高胆固醇等。

⑤戒烟限酒。

⑥增加活动：让生活充满活力，多走动，爬楼梯而不乘电梯，定时运动。

⑦应对精神压力：寻求各种途径来调节生活上的压力，可以培养爱好或通过运动缓解日常生活中的紧张情绪，控制高血压、高胆固醇和糖尿病，定时检查身体并遵照医生的指导去做。

（2）二级预防措施：如果冠心病已经发生，而尚未出现引起自己注意的症状，早期发现、早期治疗可有效阻止病变的进一步发展。二级预防提倡"双有效"，即有效药物、有效剂量。吃吃停停、停停吃吃是冠心病二级预防的禁忌，不但效果不好，而且更危险。冠心病二级预防一般指的是 A、B、C、D、E。

A：一般指长期服用阿司匹林和血管紧张素转换酶抑制药（ACEI）。前者具有抗血小板凝集作用，可减少冠状动脉内血栓形成；后者可改善心脏功能，减少心脏重塑、变形，对合并有高血压、心功能不全者更有帮助。

B：应用β受体阻滞药和控制高血压。目前已证实，无禁忌证的心梗后患者使用β受体阻滞药，可明显降低心梗复发率、改善心功能和减少猝死的发生。控制高血压对防治冠心病的重要性是众所周知的。一般来讲，血压控制在130/85毫米汞柱以下，可减少冠心病的急性事件，且可减少高血压的并发症，如卒中、肾功能损害和眼底病变等。

C：降低胆固醇和戒烟。众所周知，胆固醇增高是引起冠心病的罪魁祸首，血清胆固醇增高应通过饮食控制和适当服用降脂药如他汀类药（如舒降之、来适可、普拉固等），把胆固醇降到4.6毫摩/升（180毫克/分升）以下，这样可大大降低心梗的再发率。最近的循证医学研究证实，心梗后患者即使血清胆固醇正常也要服降脂药，尤其是他汀类药，这样才能大大降低急性冠状动脉事件的发生率。因此，凡是心梗患者，无论血清胆固醇增高还是正常，都要长期服用降脂药。

D：控制饮食和治疗糖尿病。冠心病从某种意义上来说是没有管好嘴吃出来的。每天进食过多富含胆固醇的食物如肥肉、动物内脏、蛋黄等，是促发冠心病的最大危险因素。因此，心梗后的患者应当远离这些高胆固醇的食物，提倡饮食清淡，多吃鱼和蔬菜，少吃肉和蛋。

糖尿病不仅可以引起血糖增高，也是引起脂质紊乱的重要原因。在同等条件下，糖尿病患者的冠心病患病率比血糖正常者要高出2～5倍。由此可见，控制糖尿病对冠心病患者非常重要。

E：教育和体育锻炼。冠心病患者应学会一些有关心绞痛、心肌梗死等急性冠状动脉事件的急救知识，如发生心绞痛或出现心梗症状时，可含服硝酸甘油和口服阿司匹林等，别小看这些简单方法，这可大大减轻病情和降低病死率。心梗后患者随着身体逐渐康复，可根据各自条件在医生指导卞适当参加体育锻炼及减肥。这样不仅可增强体质，也是减少冠心病再发心梗的重要举措。

3. 三级预防 三级预防是预防冠心病的恶化及并发症的发生,是指重病抢救,预防或延缓冠心病慢性合并症的发生和发展,其中包括康复治疗。冠心病患者如果不注意保健很容易并发心肌梗死和心力衰竭而危及生命。

(1)三级预防类型:冠心病的三级预防主要是指不稳定心绞痛的治疗和急性心肌梗死的治疗,因为不稳定心绞痛是稳定心绞痛和心肌梗死之间的中间状态,它包括除稳定性心绞痛以外的劳累性心绞痛和自发性心绞痛,其中恶化型心绞痛和自发性心绞痛又称为"梗死前心绞痛"。

由于不稳定心绞痛多由粥样硬化斑块破裂和(或)粥样斑块出血及附壁血栓所造成。因此,除二级预防中谈到的强化治疗外,还需采取抗凝、溶栓疗法。肝素及抗血小板制剂,如阿司匹林能对抗血小板黏附和聚集,对不稳定心绞痛有肯定的疗效,有预防心肌梗死或再梗死的作用。另外,慢性心衰是患心肌梗死10~15年后的一个常见归宿,因为慢性心衰预后差,花费巨大,已成为全球最沉重的医疗负担。目前对慢性心衰有很多新的方法,慢性心衰的用药需逐步调整剂量。因此,早期诊断和早期治疗常可预防并发症的发生,使患者能长期过上接近正常人的生活。

(2)三级预防措施:重点是预防心肌梗死的并发症及预防再梗死。冠心病患者实行有计划的合理治疗和积极的自我保健相结合的对策是:做好饮食调养、体育运动及药物预防。这是防止冠心病病情复发和恶化的关键,也是三级预防的关键。

(二)健康教育及注意事项

1. 健康教育 随着人们生活水平的改善,接受教育程度的提高,对冠心病患者实施教育、丰富患者的医疗保健知识、提高自护技术、促进康复和预防复发成为一项很重要的护理内容,越来越受到临床医护人员的重视。

(1)教育形式:目前采用的教育形式,以参加人数不同分为集体教育、小组教育和单人教育,多为三者并用。集体教育和小组教育多采用在教室进行讲解,亦可采用广播、宣传栏等媒介进行。其优点是允许患者提问,组员之间可互教互学,增加了护患之间的接触。单人接受指导这种方式亦可作为以上两者的补充,对伴有活动能力差、文化程度低及个人隐私情况较多者较为适用。有些冠心病患者喜欢自己看书学习,不喜欢受上课时间及教育内容的约束,这种教育形式适合于具有一定文化程度、视力尚好的冠心病患者。

(2)教育内容:冠心病是一种由于遗传和生存环境等多种因素作用而引起冠状动脉粥样硬化,使血管腔狭窄或闭塞导致心肌缺血、缺氧而致的心脏病,该病往往将伴随患者终生,客观上要求患者要充分认识到治病的长期性,在心理上要具备一定的承受力,在战胜疾病之前首先要战胜自我。在行动上要学会情绪调节、饮食调节、运动的选择、药物的应用,将冠心病的自我监控、自我护理贯彻始终。教育内容包括:基础知识教育、饮食控制教育、运动疗法教育、心理教育、药物治疗教育等。

①基础知识教育:首先是针对医生、护士、营养师特别是非专业人员的培训教育;其次是向患者及家属初步介绍有关冠心病的相关知识,了解此病病因、影响病情的因素、疾病控制的方法及特殊情况下的就诊途径,为保证对冠心病长期达到良好的控制打下基础;再次就是对整个社会人群的教育,提高整个社会对此病的认识,做到早诊断、早预防、早治疗。

②饮食控制教育:饮食控制作为冠心病基本治疗之一,起着至关重要的作用。通过向患者介绍饮食控制的意义和具体措施,患者在饮食方面能灵活掌握膳食数量,既注意总量又注意其结构组成,让患者努力做到定时定量、少食多餐,强调食品的多样性,

不偏食,选择低胆固醇、低动物脂肪、低热能饮食,提倡饮食清淡,食用富含维生素(蔬菜、水果)、植物蛋白(豆类及豆制品)的食物,避免暴饮暴食,忌烟酒等。

③运动疗法教育:作为冠心病基本治疗的另一方面,运动疗法的作用不容忽视。运动可加速脂肪分解,减少脂肪堆积,增强心肺功能,相对减少心脏负担,提高患者身体综合素质,达到控制体重、保持良好状态的目的。运动方式常用的有散步、健身操、太极拳等,其中,步行安全简便,患者容易接受且能持之以恒。可根据个人身体状态和爱好选择合适的运动方式,运动强度要遵循个体化和从轻到重、循序渐进的原则,重视运动中和运动后的感觉,如出现呼吸费力、头晕、面色苍白等症状,应立即停止运动。运动时间:每天 30~60 分钟,每天 1 次或每周 4~5 次。另外,外出活动时应注意安全,随身携带保健药盒,以免发生意外。

④心理教育:一旦被确诊为冠心病,患者的反应及重视程度各异。隐性冠心病往往在检查时才被发现,由于患者无自觉症状,早期往往对治病防病认识不够,对饮食控制及治疗采取无所谓态度,生活上不节制,用药不规律,待出现严重心绞痛时,才有所醒悟。另外一些患者,由于多种原因,对疾病放弃治疗,任其发展。还有一些患者及家属往往重视程度高,顾虑此病的不可根治性,将在一定程度上影响患者生活质量,如入学、工作、生育,心理负担重,惧怕冠心病。临床护师或专科医生在与冠心病患者交谈中,特别是首次交谈中,要有针对性地进行心理上的安抚及解释,让患者从以上两个极端中解脱出来,避免心理紧张及精神刺激。由于此病为慢性终身性疾病,随着病情的发展可能出现多脏器功能受损及各种并发症,给患者及其家庭带来很大的经济上及心理上的负担;患者由于控制饮食、长期服药带来的烦恼,对合并症的忧虑引起恐惧、焦虑等,不良心理使其对生活失去信心。针对患者的心理特征,医护人员应密切医患关系,取得患者信任,给患者

以说服劝告、鼓励和支持,稳定其情绪,耐心听取其提出的问题,使其保持乐观,积极主动配合治疗。

⑤药物治疗教育:应用何种药物治疗,应在医生指导下进行。应让患者了解所患疾病的常用药物的用法、剂量及不良反应、剂量不足和超量服用的危害,这样患者才能在治疗中加强参与,意识到合理正确使用药物、预防药物不良反应有重要意义。例如,有的慢性心功能不全患者,出院后应继续服用地高辛,应向患者详细介绍服药的注意事项,严格按医嘱服用,剂量不足达不到治疗效果,随意增加剂量可引起严重的药物中毒反应。教会患者或家属如何测脉搏,每次服药前脉搏不应低于 60 次/分,如出现恶心、呕吐、头晕或原有心脏病加重,应及时停药,及时就诊。

总之,通过对冠心病患者进行健康教育,能使患者对自身疾病有一定的了解,增加战胜疾病的信心,解除顾虑,摆脱专业照顾,为尽早回归家庭和社会打下良好的基础。

2. 注意事项

(1)预防重于治疗,如高血压、高脂血症、糖尿病等应及早治疗。

(2)调整环境,精神放松,保持愉快平稳的心情。

(3)养成每日运动的习惯,每次运动以 20～60 分钟为宜,可渐进增加。避免闭气用力活动,如举重、拔河、推重物等;运动时如有任何不舒服应立即休息(必要时先服药)。

(4)均衡的饮食习惯及适当的热能控制(勿暴饮暴食),采取低盐、低胆固醇、低脂肪及高纤维饮食。

(5)维持正常的排便习惯,避免便秘(避免闭气用力排便)。

(6)维持理想体重。理想体重的算法是:男,(身高-80)×0.7±10%;女,(身高-70)×0.6±10%。

(7)禁烟并拒吸二手烟。

(8)勿过量饮用含酒精、咖啡因等刺激性饮料。

(9)随身携带硝酸甘油片及小卡片(注明紧急联络人、姓名、电话、疾病),胸闷、胸痛时立即舌下含服硝酸甘油片,当发病或服药无效时切勿惊慌,应安静休息,争取时间送医院救治。

(10)定期返院复查,并按时正确服用药物。

(11)注意天气变化。冠心病患者受寒冷的刺激会使血压升高,心率加快,心脏需氧指数相应增高,然而有病变的冠状动脉不能根据心脏的需要相应增加对心脏的血液供应。而且经口和鼻吸入的冷空气还可反射性地引起冠状动脉收缩,对心脏供血减少。寒冷刺激使心脏血液供应需要量增加,又因冠状动脉的收缩而减少了对心脏的血液供应量,两方面均能促使心肌缺血,诱发心绞痛。如果心肌缺血很严重或持续时间很长,则发生心肌坏死,即为急性心肌梗死。此外,寒冷还可能影响血小板的功能,使其黏滞度增高,易形成动脉血栓。因此,冠心病患者在寒流突降、大风骤起时要做好预防,以免病情恶化。具体措施是:①注意保暖,出门时最好戴口罩,以防冷空气刺激;②避免迎风疾走;③避免疲劳、紧张、激动;④避免引起冠心病发作的其他诱因,如吸烟、饱餐等;⑤坚持预防用药。

(12)长期夜间工作易患冠心病。丹麦国家职业健康研究院的专家在全国开展了一项大规模调查,结果表明,夜间工作者易患冠心病。专家们以 1 293 888 名 20～59 岁的男性作为调查对象,分白天、夜间两组进行为期 1 年的随访调查。结果表明,夜间工作组因冠心病入院治疗者比白天工作组多 1.15 倍。专家认为,主要原因是夜间工作者身体的 24 小时正常生物节律被打破,易导致体内各脏器功能失调,睡眠欠佳,影响身体恢复和休整;饮食改变,吸烟增加,体育活动减少;社交活动减少,易导致精神压力增加等。上述诸因素均可能增加冠心病发病危险。

(13)注意科学睡眠

①注意睡前保健:晚餐应清淡,食量不宜多,宜吃易消化的食

物,并配些汤类,不要怕夜间多尿而不敢饮水,饮水量不足,可使夜间血液黏稠;睡前看电视也应控制好时间,不要看内容过于刺激的节目;按时就寝,养成上床前用温水泡脚的习惯,然后按摩双足心,解除疲乏。

②注意睡眠体位:冠心病患者宜采用头高脚低右侧卧位的体位,可减少心绞痛的发生。冠心病患者若病情严重,已出现心衰,则宜采用半卧位,以减轻呼吸困难,避免左侧卧或俯卧。

③注意晨醒时刻:清晨是心绞痛、心肌梗死的多发时刻,而最危险的时刻是刚醒来的一刹那。因此,冠心病患者早晨醒来的第一件事不是仓促穿衣,而是仰卧5~10分钟,进行心前区和头部的按摩,做深呼吸、打哈欠、伸懒腰、活动四肢,然后慢慢坐起,再缓缓下床,慢慢穿衣。起床后及时喝一杯温开水,以稀释变稠的血液。

第二章　四联疗法

一、概　述

　　笔者在多年的临床实践中,将控制饮食、药物治疗、介入治疗和搭桥术治疗归纳为"冠心病的四联疗法"。"四联疗法"实际上是一种综合治疗,就是利用多种手段来治疗冠心病的有效方法,将临床上常用的方法如中西医结合治疗、药物治疗和非药物治疗、介入及搭桥术治疗后的药物治疗、联合用药治疗等相结合,可达到理想的疗效,缓解症状,稳定病情,改善生活质量。综合治疗优于单一治疗。冠心病不仅冠状动脉粥样硬化,而且全身动脉亦有不同程度的硬化,患者大都有高血压、高血糖、高血脂等,要从根本上治疗冠心病,必须采取四联疗法的综合治疗才能达到理想的效果。

(一)四联疗法的基本原则

　　1. 以控制饮食为前提　冠心病患者不管采取哪种方法治疗,都要合理饮食,适当运动,才能稳定疗效,包括"低盐低脂,平衡饮食,戒烟限酒,适当运动"四项基本原则。

　　2. 以药物综合治疗为基础　不管是哪种类型的冠心病患者,都应积极地采取"抗凝、溶栓、降脂、扩管"等联合用药综合治疗为宜。即使采用了支架置入术、搭桥术的患者,也应如此,并贯彻始终。

3. 以支架置入术、搭桥术治疗为手段 凡是药物治疗不理想的患者应积极采取支架置入术、搭桥术治疗。特别是支架置入术的开展,是目前治疗冠心病比较理想的手段,为冠心病患者的康复及提高生活质量提供了保障。术后为了预防再狭窄,还要服用"抗凝、溶栓、降脂、扩管"的药物,一是预防术后支架内血栓形成,二是预防其他冠状动脉出现狭窄梗塞,三是可保护支架和血管桥。

4. 以长期用药贯彻始终 冠心病是一种慢性疾病,病情反复变化,应坚持长期服药。俗话说"冰冻三尺非一日之寒",冠心病患者的动脉粥样硬化并不是短时间内形成的,而可能是十年八年,或更长的时间发生动脉粥样硬化后,形成的血栓、斑块致使冠状动脉狭窄而引起心绞痛乃至心肌梗死。根治冠心病必须坚持长期用药,使血栓、斑块溶解,乃至动脉粥样硬化逐渐改善、消失。

5. 预防与药物治疗相结合 已有高血压、高血糖、高血脂,即所谓"三高症"的人,应积极地预防冠心病的发生,服用降血压、降血脂、降血糖药,使血压、血脂、血糖达标。已患了冠心病的人,应积极地采取冠心病的二级预防,防止进入第三阶段。即使采取了支架置入术和搭桥术的患者,也要继续用药。

6. 家庭养护与住院治疗相结合 冠心病患者不管是采用哪种方法治疗,出院后,家庭的养护和养生保健很重要。住院治疗时病情缓解,出院后无所谓了,这种认识是极端错误的。在家里一定要根据医嘱用药,并注意饮食,改善生活方式,做好自我养生保健,这是稳定病情、促进康复的关键。为防止病情复发,还应定期到医院复诊,必要时需再住院治疗。

(二)四联疗法的实施方案

1. 控制和保持正常血压 2005 年我国高血压防治指南规

定,冠心病的达标血压为 130/80 毫米汞柱。血压增高可加重心脏的后负荷,使心脏的每一次收缩都处于超负荷状态,增加了心脏的工作强度,延长了心肌收缩时间,增加了心肌的耗氧量。因此,控制和保持正常血压,是治疗冠心病的关键。正常血压的控制和保持,有赖于规范的用药、控制血脂和血糖,以及保持正常的体重。

(1)可降低心脏工作的强度:130/80 毫米汞柱的达标血压,由于减轻了心脏的后负荷,可使患者心电图中重度左偏的 QRS 心电轴逆转为轻度左偏甚至无偏移,其降低心脏工作强度的效果确切而明显。正常血压使心脏在较轻负荷的环境下轻松地工作,有利于冠心病的好转和康复。

(2)能降低心肌耗氧量:临床上常用收缩期血压值与心率的乘积,作为心肌耗氧量(单位)指标,血压越高心肌氧需求量越大,即血压越高心肌的耗氧量越大。比如心率 75 次/分,收缩期血压值在 140 毫米汞柱时,每分钟心肌的耗氧量为 10 500 个单位;而收缩期血压值降至 130 毫米汞柱时,每分钟心肌耗氧量则减少到 9 750 个单位。收缩期血压值每降低 10 毫米汞柱,每分钟就减少心肌耗氧量 750 个单位,每小时即可减少心肌耗氧量 45 000 个单位,每天减少心肌耗氧量高达 1 080 000 个单位。控制和保持正常血压,减少了心肌耗氧量,缓解了心肌血氧需求与冠状动脉血流供应不足的矛盾,可预防或减少心绞痛的发生,为冠心病的康复和好转营造一个良好的内环境。

2. 控制心率在每分钟 65 次左右 控制心率可减少心脏的工作量和耗氧量,增加心肌的供血时间,改善和增加心肌的血液供应,缓解或消除心肌与冠状动脉血流的供需矛盾。因此,控制心率在每分钟 65 次左右,是治疗冠心病的第二个关键原则。控制心率可选用 β 受体阻滞药或恬尔心(盐酸地尔硫䓬片),并根据心率多少来调整剂量和用法。

(1)减少了心脏的工作量:心率在 65 次/分左右,是正常心率范围的低限,比 75 次/分心率减少 10 次,每小时就减少了 600 次,每天就减少了 14 400 次,也就等于让心脏休息了 144 00 次。

(2)增加了心肌供血的时间:由于冠状动脉血管大部分深埋于心肌之中,心肌节律性的收缩对冠状动脉血流具有很大影响。心脏收缩时冠状动脉阻力最大,冠状动脉血流突然下降,有时甚至外流。心脏舒张时冠状动脉血流显著增加。因此,心肌的血液供应主要在心脏的舒张期。延长心脏的舒张期,即可增加冠状动脉血流量。心脏每收缩和舒张一次为一个心动周期,在一个心动周期中,舒张期长于收缩期。以成年人平均心率 75 次/分计算,每一个心动周期平均为 0.8 秒,其中心房收缩期为 0.1 秒,心房舒张期为 0.7 秒,心室收缩期为 0.3 秒,心室舒张期为 0.5 秒。也就是说在平均心率 75 次/分时,每一个心动周期中心房肌血液供应时间为 0.7 秒,心室肌的血液供应时间为 0.5 秒。每分钟减少 10 次心率,在一个心动周期中,心房肌血液供应时间可增加 0.11 秒,心室肌的血液供应时间可增加 0.077 秒。如按此计算每分钟减少 10 次心率,每天可增加的心房肌血液供应时间 171.6 分钟,心室肌的血液供应时间 120.12 分钟。

(3)可减少心肌的耗氧量:由于"心肌氧耗氧量(单位)=收缩期血压×心率"。如心率在 65 次/分、收缩期血压值在 130 毫米汞柱时,每分钟心肌耗氧量为 8 450 个单位,比心率在 75 次/分、收缩期血压值在 130 毫米汞柱时的 9 750 个单位,每分钟就减少心肌耗氧量 1 300 个单位。每分钟减少 10 次心率,就可以减少心肌耗氧量 1 300 个单位,每小时即可减少心肌耗氧量 78 000 个单位,每天减少心肌耗氧量高达 1 872 000 个单位。比降低 10 毫米汞柱血压减少心肌耗氧量的效果更为明显。

(4)降低右心房内压力:冠状动脉血流量的多少,取决于舒张期主动脉血压与右心房血压之差以及血流通过冠状动脉的阻力。

每条冠状动脉通过冠状静脉最后与右心房相通,右心房的压力大小直接影响着冠状动脉血流量。减慢心率可使心率较快患者的心电图中高大的P波降低甚至正常。由于减慢心率延长了心房的舒张期,使心房内血压降低,与舒张期主动脉血压之差增大,故可增加冠状动脉血流量。

3. 扩张冠状动脉 血流通过冠状动脉的阻力主要是冠状小动脉的口径,冠状小动脉口径的变化是影响冠状动脉血流量最重要的因素。据估计,主动脉血压增加1倍使冠状动脉血流量增加1倍,而冠状动脉平均口径增加1倍时冠状动脉血流量可增加16倍。扩张冠状动脉口径,可明显地增加冠状动脉血流量。因此,在心脏处于良好内、外环境的前提下,扩张冠状动脉口径,就是治疗冠心病的第三个关键原则。

(1)应用冠状动脉扩张剂:如乙氧黄酮(立可定)能选择性地扩张冠状动脉,增加冠状动脉血流量,不增加心肌的耗氧量,对周围血管、呼吸、血压、心率、心输出量、心脏功能等无影响。还可促进侧支循环的形成。适用于治疗慢性冠心病、心绞痛和预防心肌梗死。不良反应小,可长期服用。治疗量:每次口服60毫克,每日2~3次,重症者可酌情增加剂量。维持量:每次口服30毫克,每日2~3次。

(2)应用抗缺血性心脏病的药物:如扩冠嗪(地拉齐普)具有明显、持久的选择性的扩张冠状动脉作用,能降低冠状动脉阻力,从而增加冠状动脉血流量。该药口服吸收良好,2~6小时达血药峰浓度,半衰期约为24小时,其在心肌的浓度比在脑及其他组织高2~6倍。不良反应小,可长期服用。适用于冠状动脉功能不全、心绞痛、心肌梗死的预防和心肌梗死恢复期的治疗。与强心苷并用可增强对慢性心衰的控制效果。注意禁用于新近心肌梗死的患者。口服:每次60毫克,每日2~3次。静脉注射:每次10毫克,每日1~2次。

(3)应用抗心绞痛药:如曲美他嗪(万爽力)具有对抗肾上腺素、去甲肾上腺素及加压素的作用,降低血管阻力,增加冠状动脉血流量及周围循环血量,促进心肌代谢和心肌能量的产生,减轻心脏工作负荷,降低心肌耗氧量及心肌能量的消耗,从而使心肌的供需平衡。适用于冠状动脉功能不全、心绞痛、陈旧性心肌梗死。禁用于新近心肌梗死的患者。口服:每次饭前 20 毫克,每日 3 次。

(4)应用中药丹参制剂:如丹参滴丸、复方丹参注射液等,具有扩张冠状动脉,增加冠状动脉血流量,减慢心率,增强心肌收缩力等作用。适用于心绞痛及急性心肌梗死,对改善心绞痛症状及心电图异常有一定疗效,疗程越长效果越显著。口服:每次 10 丸,每日 3 次。静脉注射:每日 1 次,每次 8～16 毫升加入 5%葡萄糖注射液 100～500 毫升滴注。

4. 降低血液的黏滞性 血液的黏滞性是冠状动脉阻力的三大因素之一。血细胞聚集、血脂增高均可使血液黏滞性升高。血液黏滞性升高,加大了冠状动脉阻力,减少了冠状动脉血流量。餐后心绞痛可能与餐后血液含脂量增多,血液黏滞性升高有关。因此,降低血液的黏滞性,是治疗冠心病的第四个关键原则。

(1)常规应用阿司匹林:阿司匹林是卫生部疾病控制司推荐的心脑血管病化学预防药品,我国专家共识也建议慢性冠心病等患者应用阿司匹林进行一级预防。常规应用阿司匹林,可抑制血小板聚集,降低血液的黏滞性,有效地防止血栓事件的发生,可以提高冠心病患者的生存率,而且是应用时间越长,生存优势越显著。阿司匹林的作用机制是通过抑制血小板的环氧酶,阻断血小板血栓素 A_2 的产生,每日口服 100 毫克的阿司匹林就能使 99%的血小板血栓素 A_2 合成酶受到抑制。最佳剂型是阿司匹林肠溶片,最佳剂量是每日 100 毫克,最佳疗程是长期服用。

(2)控制高脂血症:高脂血症除可使血液黏滞性升高外,更重要的还是冠状动脉粥样硬化的主要病因。如不能有效地控制高脂血症,不但慢性冠心病不能得到控制,而且还能加速和加重冠状动脉粥样硬化的进程,甚至发生心肌梗死。控制高脂血症的主要方法是饮食调节和药物控制。

①饮食调节:主要是按照 2007 年《中国居民膳食指南》进行调节。首先是控制食用油脂每人每天在 30 克以内,过量食入油脂可引起高三酰甘油血症;其次是控制肉、禽、鱼、蛋等食品总量每人每天在 200 克以内,过量食入肉、禽、鱼、蛋等食品,可引起以胆固醇升高为主的高脂血症;再次就是控制面食类等高能食品每人每天在 400 克以内,过量食入面食类等高能食品,易引起热能过剩、肥胖和血脂增高。提倡多食用新鲜蔬菜,既能增加饱腹感,又能提高维生素和钙、磷等无机盐的营养水平,还不会引起高脂血症。

②药物控制:主要是应用降脂药物。目前,尚没有确定合适降脂药物的公认标准,主要是根据患者高脂血症的类型而选择用药。对严重的高脂血症患者,单用一种降脂药物难以达到降脂效果的,可考虑采用联合用药。

a. 混合性高脂血症的用药:首选他汀类降脂药,该药物的作用机制是抑制细胞合成胆固醇的三羟基三甲基戊二酰辅酶 A(HMG-CoA)还原酶,使胆固醇合成减少,触发肝脏代偿性地增加低密度脂蛋白受体的合成,提高了肝脏摄取低密度脂蛋白能力,从而降低了血浆胆固醇、低密度脂蛋白和极低密度脂蛋白水平。尤其适用于以胆固醇增高为主的高脂血症。如降低血浆三酰甘油的效果不理想,可加用贝特类降脂药,以强化降脂效果。因 HMG-CoA 还原酶午夜时活性最高,故他汀类降脂药应在晚餐后一次顿服。目前常用的他汀类药物有辛伐他汀、阿伐他汀、洛伐他汀等。

b. 重度高胆固醇血症的用药:亦首选他汀类降脂药,并联合应用胆酸螯合剂，如考来烯胺、地维烯胺。该药物的作用机制是口服后与肠道内的胆酸结合并阻止其吸收，促使血中胆固醇转化为胆酸，因而降低了血中的胆固醇。考来烯胺，每次 4～5 克，每日 3 次，饭时口服；地维烯胺，每次 3～6 克，每日 2 次，饭时口服。

c. 重度高三酰甘油血症的用药：首选贝特类降脂药，并联合应用鱼油制剂。贝特类降脂药降低血浆三酰甘油较降低胆固醇的作用明显，该药物的作用机制是通过激活过氧化酶体增殖物激活性受体，增加脂蛋白酶和载脂蛋白的基因表达并增加其血浆浓度，还可升高高密度脂蛋白的血浆水平，促进乳糜微粒和极低密度脂蛋白的分解，并可抑制肝脏合成极低密度脂蛋白，从而降低了三酰甘油的血浆水平。常用的贝特类降脂药有：非诺贝特，每次 100 毫克，每日 3 次，口服；环丙贝特，每次 100 毫克，每日 1 次，口服；吉非罗齐，每次 600 毫克，每日 2 次，饭前口服。

d. 鱼油制剂：主要是含多不饱和脂肪酸的二十碳五烯酸（EPA）和二十二碳六烯酸（DHA），有较强的调整血脂、舒张血管、抗血小板凝集和抗血栓作用。该药物的作用机制是促进中性或酸性胆固醇自粪便排出，抑制肝脏合成脂质和脂蛋白，能降低血浆胆固醇、三酰甘油、低密度脂蛋白和极低密度脂蛋白水平，增加高密度脂蛋白水平。常见的有：多烯康、鱼烯康，每次 1.8 克，每日 3 次，口服。

(3)控制高血糖：主要是针对糖调节受损期（包括空腹血糖受损和糖耐量受损）和糖尿病的人群。长期的高血糖，可导致机体多组织器官的损害。高血糖可糖化修饰低密度脂蛋白，促进动脉内膜泡沫细胞的形成，还可导致脂类代谢紊乱及血脂异常；2 型糖尿病的高胰岛素血症可直接或通过胰岛素样生长因子刺激血管平滑肌细胞增生，加速冠状动脉粥样硬化的发展，增加心血管病的死亡率。中国糖尿病防治指南规定的控制高血糖的理想目标是：空腹血糖为 4.4～6.1 毫摩/升，非空腹血糖为 4.4～8.0 毫摩/升,糖化血红蛋白小于 6.5%。

5. 对符合冠状动脉支架置入术和搭桥术的患者,应采取相应的治疗措施 其术后还应注意以下事项。

(1)长期服用抗血栓及降血脂的药物,防止再狭窄,以巩固疗效,稳定病情。

(2)改善生活方式,合理饮食。

(3)定期复查。

(三)四联疗法的益处

1. 可使冠状动脉再通与改善冠状动脉微循环

(1)溶栓药如尿激酶、链激酶、组织纤维蛋白溶酶原激活剂(tPA)及可以口服的新药纳豆激酶等,可溶解血栓,使冠状动脉再通;抗凝药如华法林、肝素等和抗血小板药如阿司匹林、氯吡格雷(波立维)等,可抑制血栓形成;硝酸酯类如硝酸甘油、异山梨酯(消心痛)等和中药制剂如复方丹参滴丸、银杏叶制剂、速效救心丸等,可解痉止痛、扩张血管,改善冠状动脉循环。

(2)介入治疗(冠状动脉支架置入术)或冠状动脉搭桥术治疗。可使冠状动脉再通,改善冠状动脉微循环。

2. 可改善心室重构,防止心血管病急性发作 常用的药物如血管紧张素转换酶抑制药(ACEI)、血管紧张素转换酶受体拮抗药(ARB)、β 受体阻滞药等,具有保护心脏的作用。

3. 可改善心肌代谢 常用的药物如磷酸肌酸、1-6 磷酸果糖、能量合剂、维生素、曲美他嗪(万爽力)等,具有营养心肌、改善心肌代谢的作用。

4. 可减少危险因素,防止疾病复发或加重 危险因素包括高血压、高血糖、高血脂、肥胖及不良生活习惯如暴饮暴食、吸烟、酗酒等。

（1）冠心病患者一定要控制好血压、血糖和血脂，使之达标，如血总胆固醇应小于 5.2 毫摩/升，三酰甘油应小于 1.70 毫摩/升，高密度脂蛋白应大于 1.04 毫摩/升，脂蛋白 a 应小于 300 毫克/升。目前的研究认为，血脂降的越低越好，如果低密度脂蛋白降到 3.2 毫摩/升以下，不仅可延缓斑块进展，而且有可能逆转斑块。血脂控制好了，血压、血糖也相继降低，冠心病症状缓解。

（2）应控制饮食，增加运动，减轻体重，已是不可忽视的环节。

二、控制饮食

控制饮食是冠心病的基础治疗，改变饮食的组成不仅能延缓动脉粥样硬化的发展，而且有可能促进病变的消退，因此是一项必不可少的治疗措施。动脉粥样硬化控制饮食的目的就是在满足机体对营养需求的基础上，延缓疾病的发展和促进已有病变的消退。

（一）控制饮食的重要性

目前的研究认为，在导致冠心病的诸多原因中，最主要的原因是摄入过多饱和脂肪、缺乏运动、吸烟和高血压。

1. 冠心病多是"吃"出来的　改革开放以来，人民生活水平不断提高，肉类、鸡蛋、牛奶、巧克力和类似食品越来越多地出现在餐桌上，这本来是件好事，但必须指出，越是美味可口的食品往往越含有极高的胆固醇，特别是现在很多饭店为了提高菜肴的口味，在各种炒菜（不管是荤菜、还是素菜）、炒饭中都加入了动物油脂，所以平时最好少到饭店吃饭，逢年过节偶尔"下馆子"可以，但绝不能三天两头吃吃喝喝。人们为了满足"口福"而忘掉了胆固醇过多带来的危害，这种无节制的暴饮暴食，必然会引起血液中胆固醇、低密度脂蛋白和三酰甘油浓度升高,而具有防止动脉粥样硬化作用的高密度脂蛋白浓度却下降,这样可造成高浓度的胆固醇从血液中经血管内膜逐渐沉积在动脉壁内,形成动脉粥样硬化斑块,日积月累,可导致血管腔变窄和阻塞,若这种病变发生在供应心脏营养的冠状动脉内,则可引起心肌缺血、缺氧,产生冠心病。轻则出现心绞痛,重则引起心肌梗死,甚至猝死。

据统计,我国近 10 多年来人群中血清胆固醇水平比解放初增高达 0.7～1.2 毫摩/升,而胆固醇每增高 0.6 毫摩/升会导致冠心病事件风险增加 1/3,非出血性脑卒中风险增加 5%～10%。业已证实,血清总胆固醇浓度为 7.77 毫摩/升,比浓度为 3.89 毫摩/升者冠心病发病率高出 3～4 倍。正常血清总胆固醇为 2.9～6 毫摩/升,三酰甘油为 0.23～1.24 毫摩/升,超过上述数值为高脂血症。因此,有人把冠心病称为吃出来的心脏病是很有道理的。

只要每个人能养成健康的生活习惯,注意劳逸结合,不贪食,保持合理饮食,戒烟酒和限制钠盐摄入,加强体育锻炼和减肥,有糖尿病者控制好血糖,这些虽然是老生常谈,若能真正做到的话,那么冠心病是可以预防的。对于经过上述严格的非药物治疗措施 3 个月至半年,若检验血清总胆固醇仍然增高者,尤其是已有冠心病和糖尿病患者,则给予调脂药治疗。

专家强调,千万不要以为多吃肉、蛋就是补充营养。营养讲究的是糖、蛋白质、脂肪、无机盐和各种维生素的平衡,讲究的是摄入和消耗的平衡,营养过剩积存在体内就是垃圾,就给冠心病的发生种下了祸根。专家提醒,大鱼大肉吃得太多,可直接导致冠心病发病的迅猛增加,超过 80% 的冠心病是吃出来的,预防冠心病一定要把住"入口"关。

2. 控制饮食的意义　学者常利红报道:调查 150 例自述控制膳食者达标率为 28.6%(42/150),自述不控制膳食者达标率为

13.4%（3/18）。控制膳食的达标率是不控制膳食达标率的 2.1 倍。

以自述控制膳食且膳食合理的 90 例患者为研究对象。严格控制膳食定义为同时具备以下 4 项条件者：食用肉 50 克/日、食用鸡蛋 2 个/周、未食用油炸食品、未食用奶油糕点。未达上述标准者均为一般控制膳食者。

结果：严格控制膳食者达标率为 30.80%，一般控制膳食者达标率为 26.5%。

讨论：除药物治疗措施外，饮食预防是冠心病患者调脂治疗的基础，通过本次调查表明有 31.9%没有注重饮食预防。强调饮食预防的重要性，消除不良饮食习惯，改变不合理饮食行为。在推荐食谱的基础上，结合个体特点及饮食习惯，制定个体化的近期行为改变目标，鼓励限制热能摄入，减轻体重，提倡饮食清淡，多食富含维生素 C 和植物蛋白的食物，尽量食用植物油，逐渐戒酒。另外，在餐次安排上，一般说来，少餐多食比多餐少食更容易在体内堆积脂肪，不要吃油腻或难消化的食物，以防胆固醇在动脉壁上沉积。

（二）对心脏有益的食物

1. 五谷类

（1）燕麦：燕麦含有大量的纤维素，并且含的糖分很低，从而能够持续地给机体补充能量，并能够使人产生长久的饱腹感，故现在已经成了一种减肥瘦身的流行食物。除此之外，燕麦还能够软化血管，所以对于防治心脏病也是身手不凡。注意在食用燕麦时，最好再同时吃一些葡萄干、苹果以及蜂蜜等食品，这样既能够增添一些风味，又能添加一些营养素，更增强了心脏的功能。

（2）大麦：全粉大麦含有丰富的可溶性纤维与不可溶性纤维，

对于防治大便干燥十分有益。作为蛋白质的良好来源,大麦还能给我们提供大量的无机盐和微量元素,这些营养物质对于预防动脉粥样硬化及心脏病的发生,意义非同一般。

(3)黄豆:黄豆是常吃的食物,但知道黄豆的功效与作用的人还是不多。中医认为,黄豆宽中、下气、利大肠、消水肿毒,具有补脾益气、清热解毒的功效,是食疗佳品。黄豆的营养价值高,含有丰富的维生素 A、B 族维生素、维生素 D、维生素 E 和多种人体不能合成但又必需的氨基酸。黄豆的做法简单,猪蹄炖黄豆、炒黄豆、醋泡黄豆都是常用的食品。常食黄豆,可以使皮肤细嫩、白皙、润泽,有效防止雀斑和皱纹的出现。而且黄豆中的卵磷脂可以防止血管硬化,预防心血管疾病,保护心脏,黄豆中的卵磷脂还具有防止肝脏内积存过多脂肪的作用,从而有效地防治因肥胖而引起的脂肪肝。

(4)黑豆:所有的豆类都是有助于心脏健康的,但是能够促进智能的,大概只有黑豆一项。因为黑豆富含花青素,是能够改进大脑作用的抗氧剂化合物。每日摄取半杯的黑豆,可以获得 8 克蛋白质和 7.5 克纤维,不仅低热能,还不含对人体有害的饱和脂肪。医师建议:黑豆主要的功效在于帮助肌肉成长、心脏健康,也是很好的大脑活化剂。也可以吃些豌豆、扁豆等食物,他们有类似黑豆的功效。

(5)粗粮:粗粮富含多种营养成分。成品粮在碾磨的过程中磨掉了麸皮和胚芽。这样虽然可以延长粮食存放的时间,但会损失掉 B 族维生素、纤维和铁。一些精制谷物含有丰富的 B 族维生素和铁,这是后来添加进去的,但仍然会失掉一些纤维。吃粗粮可以减少 15% 患心脏病的风险。为什么呢? 这是因为纤维就像一个垫在动脉壁上的肥皂钢丝球,可帮助清洁没用的胆固醇。大多数人都知道粗粮富含 B 族维生素和纤维,纤维可帮助消化,这是一个额外的好处。如果吃完全未经处理过的谷物,可降低 30%

患心脏病的概率。

(6)玉米：玉米素有长寿食品的美称，含有丰富的蛋白质、脂肪、维生素、微量元素、纤维素及多糖等，常吃玉米有益身体健康。玉米中丰富的钙可起到降血压的功效，可促进细胞分裂，降低血清胆固醇并防止其沉积于血管壁。因此，玉米对冠心病、动脉粥样硬化、高脂血症及高血压等都有一定的预防和治疗作用。中美洲印第安人不易患高血压与他们主要食用玉米有关。

(7)薏米：薏米的营养价值很高，薏米中含有蛋白质、脂肪、糖类、粗纤维、钙、磷、铁、维生素 B_1、维生素 B_2、烟酸、淀粉、亮氨酸、精氨酸、赖氨酸、酪氨酸、脂肪酸、苡仁酯、苡仁油、谷甾醇、生物碱等营养成分。其中蛋白质、脂肪、维生素 B_1 的含量远远高于大米。若每天食用 50～100 克的薏米，可以降低血中胆固醇及三酰甘油，并可预防高脂血症、高血压、卒中、心血管疾病。薏米还含有丰富的水溶性纤维，可以吸附胆盐（负责消化脂肪），使肠道对脂肪的吸收率变差，进而降低血脂、降血糖。薏米有利尿、消水肿等作用，不仅可以促进体内血液和水分的新陈代谢，而且可帮助排便，所以可以帮助减轻体重。

(8)黑芝麻：黑芝麻富含维生素 E，有很好的抗衰老功能，因此受到很多女性的青睐。黑芝麻营养丰富，每 100 克黑芝麻中含钙接近 800 毫克，而每 100 克牛奶中钙含量才 200 毫克左右，由此可见，黑芝麻才是补钙佳品。而且黑芝麻的钾元素含量特别高，但是钠元素却很少，而钾元素对降血压有一定的作用，在钾被摄入到人体之后会促进钠的排出。所以常食黑芝麻可以控制血压和保持心脏的健康。

黑芝麻的护肤美容功效与作用也不容小觑，可以使皮肤保持柔嫩、细致和光滑。有习惯性便秘的人，肠内存留的毒素会伤害人的肝脏，也会造成皮肤的粗糙。而黑芝麻能滑肠治疗便秘，并具有滋润皮肤的作用。

2. 鱼类 特别鲑鱼、鲐鱼、金枪鱼、淡水鳟鱼等冷水鱼,含较丰富欧米茄-3脂肪酸(EPA＋DHA)。欧米茄-3脂肪酸(EPA＋DHA)在很多方面都有利于人体,尤其是人体的心脏受益最大。这种脂肪酸能够增加体内的高密度脂蛋白(HDL,即好的胆固醇),减少低密度脂蛋白(LDL,即坏的胆固醇)积聚在血管壁,减少患心脏病的机会。亦可预防斑块形成,减低阻塞血管的风险。

3. 坚果类 坚果又称壳果,可分两类:一是树坚果,包括杏仁、腰果、榛子、核桃、松子、板栗、白果(银杏)、开心果、夏威夷果等;二是种子,包括花生、葵花子、南瓜子、西瓜子等。坚果对人体具有很大的益处。常吃坚果有助于调节血压,提高机体抗氧化剂含量,减轻炎症,改善人体代谢,降低冠心病等缺血性心脏病的危险而又不增加体重。以核桃和杏仁为佳。

(1)核桃:如果吃不到鲑鱼与鲐鱼,还希望获得欧米茄-3脂肪酸(EPA＋DHA),那也很容易,干脆吃几个核桃,同样能得到这种脂肪酸的健身益处。可能有人认为核桃中含有大量的油脂,这对健康会很不利,其实这是一种误解,因为核桃中所含的油脂绝大部分是不饱和脂肪,适当吃一些对于身体的健康有益无害。核桃的食用方法很多,既可以每天单独吃1～2个,也可以放在粥内或添加到其他食物中食用。

(2)杏仁:杏仁是一种健康食品,适量食用不仅可以有效控制人体内胆固醇的含量,还能显著降低心脏病和多种慢性病的发病危险。杏仁含有丰富的单不饱和脂肪酸,有益于心脏健康;含有维生素E等抗氧化物质,能预防疾病和早衰。杏仁含蛋白质27%、脂肪53%、糖类11%,每100克杏仁中含钙111毫克、磷385毫克、铁70毫克,还含有一定量的胡萝卜素、抗坏血酸及苦杏仁苷等。素食者食用杏仁可以及时补充蛋白质、微量元素和维生素,例如铁、锌及维生素E。杏仁中所含的脂肪是健康人所必需的,是一种对心脏有益的高不饱和脂肪。研究发现,每天吃50～

100克杏仁(40~80粒杏仁),体重不会增加。杏仁中不仅蛋白质含量高,其中的大量纤维可以让人减少饥饿感,这就对保持体重有益。纤维有益于肠道组织并且可降低肠癌发病率、胆固醇含量和心脏病的危险。所以,肥胖者选择杏仁作为零食,可以达到控制体重的效果。最近的科学研究还表明,杏仁能促进皮肤微循环,使皮肤红润光泽,具有美容的功效。

4. 食用油类

(1)饱和脂肪酸:饱和脂肪酸的主要来源是家畜肉和乳类的脂肪,还有热带植物油(如棕榈油、椰子油等),主要作用是为人体提供能量,增加人体内的胆固醇和中性脂肪;如果饱和脂肪摄入不足,会使人的血管变脆。

(2)单不饱和脂肪酸:单不饱和脂肪酸主要是油酸,含单不饱和脂肪酸较多的油品为橄榄油、芥花籽油、花生油等。具有降低坏的胆固醇,提高好的胆固醇比例的功效,所以,单不饱和脂肪酸具有预防动脉粥样硬化的作用。

(3)多不饱和脂肪酸:多不饱和脂肪酸主要是亚油酸、亚麻酸、花生四烯酸等。

①亚油酸:是人体必需脂肪酸,具有预防胆固醇过高、改善高血压、预防心肌梗死、预防胆固醇造成的胆结石和动脉粥样硬化的作用。但是,如果亚油酸摄取过多,会引起过敏、衰老等病症,还会抑制免疫力、减弱人体的抵抗力,大量摄取还会引发癌症。富含亚油酸的油品有红花油、棉籽油、玉米油、胡桃油、葵花籽油、大豆油、芝麻油、花生油等。

②α-亚麻酸(欧米茄-3脂肪酸):α-亚麻酸也是人体必需脂肪酸,能够降低空腹及餐后的三酰甘油,降解血栓,使血流顺畅,降低血压,抑制癌变的发生,消除亚油酸摄取过量等病症;还具有改善过敏性皮炎、花粉症、气管哮喘等疾病的作用。但是,α-亚麻酸摄取过量可能引起消化不良、恶心等,同时作为脂肪成分,会导致

能量过剩。富含 α-亚麻酸的油品有紫苏油、大麻籽油、亚麻籽油、黑加仑籽油、大豆油等。

③花生四烯酸:花生四烯酸是半必需脂肪酸,来源于动物肝脏、猪肾上腺、血液、鱼油和蛋类,以及山核桃、松仁、鸭皮、鸭油等,在人体内只能少量合成。花生四烯酸具有调节免疫系统、预防全身多种病症、保护肝细胞、促进消化功能、促进胎儿和婴儿正常发育的作用。但食用花生四烯酸时一定注意不可食用过多。花生四烯酸具有降低血压的作用,但是摄取过量会引起血压升高;可抑制血液凝固,但摄取过量会促进血液凝固;可改善过敏症状,但摄取过量会引发过敏。

(4)每日食用油摄入量:由于油脂(食用油)品种的不同,每日摄入量会有所不同,下面是主要食用油每日摄入量:花生油,约 40 克;橄榄油,约 40 克;棉籽油,约 40 克;香油,约 40 克;菜籽油,约 40 克;猪油,约 20 克;牛油,约 10 克;色拉油,约 40 克;大豆油,约 40 克。

此外,营养学家提供了一个计算油脂摄入量的参数:每天油脂摄入量每公斤体重维持 1～2 克就可以了。比如一个 60 公斤体重的人,每天需要油脂 60～120 克,按人们习惯说法,有 1.2 两到 2.4 两就足够了。

5. 蜂产品类　蜂产品是蜜蜂的产物,目前市场上常见的有蜂蜜、蜂花粉、蜂胶、蜂王浆等。

(1)蜂蜜:分为单花蜜和杂花蜜(混合蜜)两类,能形成一定生产规模的单花蜜品种有 20 余种,例如椴树蜜、枣花蜜、益母草蜜、山楂蜜、洋槐蜜、野菊花蜜、荞麦蜜、五味子蜜、枸杞蜜、荆条蜜、荔枝蜜等。其功效如下。

①护肤美容:冬季皮肤干燥,可用少许蜂蜜调和水后涂于皮肤,可防止干裂。

②抗菌消炎、促进组织再生:优质蜂蜜在室温下放置数年不

会腐败,表明其防腐作用极强。实验证实,蜂蜜对链球菌、葡萄球菌、白喉杆菌等革兰阳性菌有较强的抑制作用。用法:在处理伤口时,将蜂蜜涂于患处,可减少渗出、减轻疼痛、促进伤口愈合、防止感染。

③促进消化:研究证明,蜂蜜对胃肠功能有调节作用,可使胃酸分泌正常。动物实验证实,蜂蜜有增强肠蠕动的作用,可显著缩短排便时间。蜂蜜对结肠炎、习惯性便秘有良好功效,且无任何不良反应。蜂蜜可使胃痛及胃烧灼感消失,红细胞及血红蛋白数值升高。患胃十二指肠溃疡的人,常服用蜂蜜,也有辅助治疗作用。

④提高免疫力:蜂蜜中含有的多种酶和无机盐发生协同作用后,可以提高人体免疫力。国外常用蜂蜜治疗感冒、咽喉炎,方法是用一杯水加 2 匙蜂蜜和 1/4 匙鲜柠檬汁,每天服用 3～4 杯。

⑤保护心血管:蜂蜜有扩张冠状动脉和营养心肌的作用,能改善心肌功能,对血压有调节作用。心脏病患者,每天服用 50～140 克蜂蜜,1～2 个月内病情可以改善。高血压患者,每天早晚各饮一杯蜂蜜水,也有益健康。动脉粥样硬化症患者,常吃蜂蜜,有保护血管和降血压的作用。

⑥食用方法:新鲜蜂蜜可直接服用,也可配成温水溶液服用,但绝不可用开水冲或高温蒸煮,因为高温加热后有效成分如酶等活性物质被破坏。蜂蜜最好使用 40℃ 以下温开水或凉开水稀释后服用,最高温度不能超过 60℃。

⑦服用剂量:作为治疗或辅助治疗,成年人每天 100 克,不要超过 200 克,分早、中、晚 3 次服用;儿童每天食用量为 30 克最好,但应视年龄大小而定。用于治疗,以两个月为 1 个疗程;作为保健,服用量可酌情降低,一般每天 10～50 克。

(2)蜂花粉:蜂花粉是有花植物雄蕊中的雄性生殖细胞,不仅携带着生命的遗传信息,而且包含着孕育新生命所必需的全部营养物质,是植物传宗接代的根本,热能的源泉。蜂花粉是由蜜蜂从植物花中采集的花粉经蜜蜂加工成的花粉团,被誉为"全能的营养食品""浓缩的天然药库""全能的营养库""内服的化妆品""浓缩的氨基酸"等,是"人类天然食品中的瑰宝"。

中国科学院院士、著名医药学家叶桔泉教授认为,"蜂花粉是一种营养最全面的食疗佳品,具有强体力、增精神、迅速消除疲劳、增强性能力、美容和抗衰老等作用"。临床医学证明,蜂花粉有明显的增强人体免疫功能、调节血脂的保健作用,可有效预防动脉粥样硬化,保护心脑血管。现代《新编药物学》《中药大辞典》等对蜂花粉均有详细的描述。综合这些著作,蜂花粉的食疗效果主要从调理营养角度的着眼点来突出。

食用方法:由于蜂花粉来源于大自然,含有多种天然的营养成分,可将蜂花粉与蜂蜜以1:4的比例加入水中,调和成蜂花粉蜜水当成饮料饮用。一般早晚空腹或运动完后饮用更佳。

(3)蜂胶:是蜜蜂从植物芽孢或树干上采集的树脂(树胶)混入蜜蜂口器中腺体的分泌物,再和花粉、蜂蜡加工制成的一种胶状物质,是蜂巢的保护伞。一个5~6万只的蜂群一年只能生产蜂胶100~150克,被誉为"紫色黄金"。蜂胶的作用可以概括为六抗四降一增一清一美一促,即抗感染、抗病毒、抗肿瘤、抗氧化、抗疲劳、抗辐射,降血脂、降血糖、降血压、降胆固醇,增强免疫力,清除自由基,美容,促进组织再生。

蜂胶在临床上具有良好的降血脂作用,能够通过降低血脂的途径减缓动脉粥样硬化的进程,使心脑血管疾病发病率明显下降。同时还能避免临床上所用的某些降脂药给肝、肾组织造成的过多负面影响。另外,蜂胶中丰富的维生素P(芸香苷)和其他一些黄酮类化合物,能够增强毛细血管强度,防止毛细血管通透性障碍,是避免发生脑血管硬化、梗塞、高血压和静脉曲张等心血管疾病的又一道可靠的屏障。

蜂胶是一种天然的抗生素,因为并不是药物,所以可以放心食用,早晚各 1 次,每次 2 粒。

(4)蜂王浆:又名蜂皇浆、蜂乳、蜂王乳,是蜜蜂巢中培育幼虫的青年工蜂咽头腺的分泌物,是供给将要变成蜂王的幼虫的食物。蜂王浆含高蛋白,并含有 B 族维生素和乙酰胆碱等。蜂王浆不能用开水或茶水冲服,并应该低温贮存。蜂王浆有调节血压的作用,能使高血压降低,低血压升高,使之恢复正常。蜂王浆还有降低血脂和胆固醇、防止动脉粥样硬化的功能。缺铁性贫血患者服用蜂王浆,也可以收到理想的治疗效果。因为蜂王浆中含有铜、铁等合成血红蛋白的原料,又有促进血液形成的 B 族维生素的复合体,因此有强壮造血系统的作用。蜂王浆可使再生障碍性贫血、血细胞减少症、血小板减少等患者的机体状态得到改善,并能增加患者的白细胞和血小板数目,收到较好的治疗效果。用蜂王浆治疗心律不齐、心率过快、心动过缓等也有很好的疗效。

蜂王浆是天然物质,可直接食用并被人体吸收。一般早、晚各 1 次,每次 3~5 克,空腹服用效果更佳。舌下含服,或用温开水送服,切勿加热食用。

6. 茶叶类 茶叶中含有儿茶素、胆甾烯酮、咖啡碱、肌醇、叶酸、泛酸等成分,可以增进人体健康。茶是一种古老的传统饮料,现代喜茶人有这样的总结:"早茶醒目、午茶助神、晚茶驱睡、热茶解渴、温茶美人、凉茶爽口、姜茶治痢、糖茶和胃、浓茶醒酒、淡茶生津,茶可延年益寿。"饮茶对人体有保健功效。

(1)茶叶有抗癌、抗突变作用:其重要成分是茶多酚,尤其是茶多酚中的儿茶素,其次,还有牡荆素、胡萝卜素及相关维生素、微量元素等综合作用。

(2)抗高血压,防治动脉粥样硬化作用:饮茶可以防高血压、降脂减肥,预防心血管疾病发生。

(3)饮茶能生津、止渴、解热、消暑:饮茶除茶汤补给水分以维持机体的正常代谢外,还因为茶汤中含有清凉、解热、生津等有效成分的综合作用,促进唾液分泌产生津液,并能从根本上解决受热、脱水、体温平衡紊乱甚至中暑的现象。

(4)茶叶具有抗辐射作用:最早是日本发现的,他们从广岛原子弹爆炸事件中,经调查,凡长期习惯饮茶的人存活率高,放射病表现较轻。

(5)利尿和增强肾脏的排泄功能:茶的利尿作用是由于茶汤中含有咖啡碱、茶碱、可可碱之故。

(6)除口臭、助消化、增进食欲:近代名医蒲辅周著文说:"茶芳香微甘,有醒胃悦脾之妙"。这也是茶叶多种成分综合作用的结果。

(7)其他:饮茶可以增强人体的免疫力、抗衰老,延年益寿。

茶对人体的其他保健功能还有很多,有的还在继续深入研究。

7. 奶产品　牛奶是一种营养丰富的食品。有人认为,牛奶中含有奶油,担心会增加血脂。据专家研究,这一想法也是多余的,牛奶中的胆固醇含量很低,不足以引起血脂增高。牛奶中的钙和胆碱能减少胆固醇的吸收,促进其排泄,而我们喜爱的酸奶是牛奶经过发酵做成的,其中含有的牛奶因子具有降低血液中胆固醇的作用。因此,常喝牛奶是不会增加血脂的。另外,牛奶中含有人体必需的 8 种氨基酸,这些氨基酸只能从食物中摄取。有些氨基酸如蛋氨酸,有助于维持人体的生理、心理平衡,还能够促进钙的吸收及预防感染。牛奶中所含的蛋白质能清除血液中过量的钠,有助于保持血管的弹性,防止动脉粥样硬化。牛奶还被认为是钙的最好的来源,钙是人体不可缺少的重要元素,骨骼需要大量的钙,组成人体的每个细胞都需要钙,钙对血脂及在血液中运输血脂的脂蛋白的含量都有影响。据实验报道,缺钙会使血脂增高,是引起动脉粥样硬化及高血压的一个重要原因。每天摄入适量的钙,可以降低血脂。可见牛奶是一种非常有益的食品,不仅营养丰富,而且可以降低血脂,对防治冠心病是非常有意义的。

8. 水果和蔬菜类

(1)李子或杨梅:杨梅是纤维素与铁的出色来源,研究表明,经常吃一些杨梅能够降低血液中低密度脂蛋白-胆固醇(LDL-C)水平,因而杨梅也是心脏的益友。此外,杨梅还具有防治癌症的作用,对于结肠癌具有明显的防治效果。如果不喜欢杨梅,那可以吃一点李子,因为李子与杨梅有相似的作用,并且还含有丰富的 β-胡萝卜素,因而对于防止动脉粥样硬化更具疗效。

(2)苹果:苹果是一种我们最常吃的水果,具有很好的医疗保健作用。最近美国的研究表明,经常吃苹果或喝苹果汁的人,患心脏病的概率得以明显下降。这是因为苹果中含有大量的抗氧化剂,能够防治心脏冠状动脉粥样硬化以及减少 LDL-C 在血液中的含量,从而降低了心脏发病的危险性。

(3)菜豆或鹰嘴豆:像众多的豆类一样,菜豆是一种低脂、高纤维的蛋白质来源,含有丰富的维生素,并且糖的含量很低,也不含有胆固醇,所以是一种很适合心脏保健的食物。鹰嘴豆也是一种补充营养的选择,并且因为其味道甘美,可以与任何一种食物搭配食用。鹰嘴豆含有丰富的纤维素、铁以及维生素 E 等成分,对于保持心脏的健康与活力具有重要的作用。

(4)香蕉:香蕉中含有大量的钾、镁,其中钾具有调节体内水和电解质平衡,利用蛋白质修复被破坏的组织,制约神经肌肉的兴奋冲动以及保护血管、降低血压和降低卒中发生率等作用;镁对心血管系统具有保护作用,有助于降压及减少患心脏病的危险,并能防治各种心律失常。因而,凡是心脑血管疾病患者,均应经常食用香蕉。

(5)芦笋和番薯:吃这两种对心脏健康有益的食物,都可以获得一种特殊的植物营养成分,既可以保护细胞,也可以修复细胞受损部分,这是预防心脏疾病的关键所在。

(6)菠菜:菠菜是一种极为普通的蔬菜,所含的营养不仅种类众多,且大部分营养的含量要比其他蔬菜多好几倍,因而被称为"营养的宝库"。近期美国的《时代》杂志,将菠菜列为现代人十大最健康食品的第二位。从营养方面分析,菠菜含有胡萝卜素、叶酸、叶黄素、钙、铁、维生素 B_1、维生素 B_2、维生素 C 等,其中以胡萝卜素、叶酸、维生素 B_1、维生素 B_2、钙的含量较高。而菠菜富含叶酸,比其他营养补充剂更能有效预防心脏病。

(7)黑木耳:黑木耳有滋润强壮、润肺补脑、轻身强志、和血养颜、补血活血、镇静止痛等功效,是天然的滋补剂。黑木耳能治疗痔疮出血、寒湿性腰腿疼痛等症。由于黑木耳有润肺和清涤胃肠作用,因而是纺织工人和矿山工人重要的保健食品之一。黑木耳含有维生素 K 和丰富的钙、镁等无机盐,能减少血液凝块,预防血栓等症的发生,有防治动脉粥样硬化和冠心病的作用。研究发现,黑木耳含九种抗凝血物质,与洋葱、大蒜效果类似,有出血性疾病的人不宜食用,孕妇不宜多吃。

(8)海带:海带的营养丰富,含有碘、铁、钙、蛋白质、脂肪以及淀粉、甘露醇、胡萝卜素、维生素 B_1、维生素 B_2、尼克酸、褐藻胺酸和其他无机盐等人体所需要的营养成分,是一种经济实惠,受人们欢迎的副食。同时它的含碘量达 3%～5%,是人体内调节甲状腺功能的必需品。成年人缺碘会引起甲状腺肿(粗脖子),儿童缺碘则会影响大脑和性器官的发育。另外,海带性凉,能消炎退热、补血润脾和降低血压。经常吃些海带,对防治地方性甲状腺肿有特殊功效。由于海带中所含的多种无机盐和微量元素及维生素的综合作用,在进食肉类食物时掺些海带,会使脂肪在人体内的蓄积趋于皮下和肌肉组织,减少在心脏、血管和肠膜上积存,有效地预防心脏病、高血压、血管硬化和脂肪过多等症。

(9)芹菜:芹菜最大的特点是降压,而且效果非常明显,几乎就是降压药物,所以,江南人把芹菜叫作"药芹"。芹菜所含的芹菜碱,有保护心血管的功能,而且叶子的维生素 C 比茎高。作为保健食品,可以广泛推荐高血压、高脂血症、心脏病患者长期大量食用。事物都是有两重性的,芹菜虽好,但是绝非可以推广到所有人群都大量食用:血压常年偏低的人群其实也不在少数,如果一次大量食用芹菜,就会造成很严重的反应,如胸闷、心悸、无力、恶心等症状,所以,绝对不是一种食物对某些人群有保健作用,就可以说对所有人群都有保健作用。

9. 其他

(1)豆腐:我们都知道,用大豆做成的豆腐能够降低胆固醇水平,从而减少心血管疾病发生的危险性。饮食中如果有 25 克大豆蛋白,就能够提供 50～60 毫克大豆异黄酮,这种黄酮类物质能够显著降低胆固醇水平,由此维护了心脏的健康。

(2)黑巧克力:因为其美味受到许多孩子和年轻人的喜爱,其实老年人也喜欢黑巧克力。而且许多科学研究已显示,食用黑巧克力对心脏有利,因此老年人更应经常吃点。研究人员的报告称,黑巧克力含有的可可黄烷醇等有益成分能抑制血管紧张素转换酶,从而起到保护心脏的作用。

(3)水果酒:研究表明,水果酒对心血管的保健较有利,因为它除了酒精外,还有各种营养成分,热能也较低,预防冠心病的效果比其他酒类大。一般而言,少量饮酒约可将冠心病发生率减半(百分之四十至六十),也可降低心肌梗死和心脏病死亡率。红葡萄酒和白葡萄酒是最有名的水果酒。红葡萄酒是用整粒带皮葡萄经发酵酿制而成,含大量来自葡萄皮的抗血小板成分白藜芦醇,能预防血小板黏成一团,降低血液黏稠度,使血液循环顺畅。红葡萄酒的好处是双重的:提高血液里的好胆固醇和预防血小板黏附在动脉壁上,这二种作用都有助于预防冠心病。白葡萄酒是葡萄去皮后发酵制成的酒,只含少量抗血小板成分,故其作用不

如红葡萄酒。红葡萄酒虽有益健康,但也不可饮用过量,以每天2
～3小杯为佳(＜200毫升)。

(三)对心脏有害的食物

1. 过量摄入红肉　大多数哺乳动物的肉都是红肉。如果大
量摄入红肉,其中的饱和脂肪酸可导致肥胖和心血管疾病。其
次,近年的研究发现,红肉的大量摄入与结肠癌、直肠癌、乳腺癌、
前列腺癌、膀胱癌、胃癌、子宫内膜癌及肺癌等多种癌症的患病风
险增加有关。世界癌症研究基金会建议每人每周红肉摄入量不
要超过500克,也就是说一个星期一斤红肉足矣。

2. 乳酪汉堡　汉堡所含荤素食材的比例、食材种类、烹饪方
式都存在健康问题。汉堡中的红肉、乳酪、蛋黄酱会对心脏的健
康造成极大危害。芝士每100克中含有约34克脂肪,蛋黄酱每
100克含有约75克脂肪,如此高的脂肪含量再加上精细面包,能
量异常之高。

3. 火腿煎蛋　火腿加煎蛋再配上面包片,可能是部分人群早
餐的选择。但是用黄油煎制,再加上沙拉酱,钠和脂肪的摄入量
就会大大增加,容易增加高血压等心血管疾病的风险。

4. 汽水　汽水之类的软性饮料含有较高的糖分和热能,容易
造成肥胖,导致心血管疾病。此外,还会加速体内的水分流失,加
重肾脏负担。推荐饮用白开水、无糖的汽水或苏打水代替含糖较
多的软饮料。

5. 加工食品　要警惕藏在调味品或加工食品中的盐,除了味
精、酱油和甜酱外,各种腌制品(如咸菜、酱菜、咸蛋)、熟肉制品
(如香肠、酱牛肉、火腿、烧鸡)和方便快餐食品(方便面、汉堡、罐
头食品)等也含有较多的盐,摄入过多的食盐会增加心血管疾病
发病风险,应限制或少吃,一周一两次是可以接受的。

6. 餐馆的汤 一碗酸辣汤含 7 980 毫克钠,相当于人们每天钠推荐摄入量的 4 倍,长期喝很可能导致血压升高。如果希望享受美味的汤,还是自己在家做为好。

7. 番茄沙司 半杯普通的番茄沙司含有 830 毫克钠。如果打算吃番茄沙司,一定要仔细看食品标签,选择钠含量低的品类。

8. 牛肉干 牛肉干是大家十分喜爱的零食,不含精制谷物,而且含有大量蛋白质,但钠含量高也不容忽视。这对高血压患者和希望保持心脏健康的人可不是好事。

9. 冰激凌 健康成年人每日胆固醇摄入量不应超过 300 毫克。一杯普通的原味冰激凌就含有 130 毫克的胆固醇,更不用说其他奶油含量更高的冰激凌了,加上饮食中的肉类等,吃一个冰激凌很容易导致胆固醇超标。

10. 炸鸡 鸡肉是一种优质蛋白质,但如果是连皮放到油锅里炸,营养成分就会发生改变。一份 113 克重的带皮炸鸡肉所含的胆固醇相当于 11 条铁板培根肉。

11. 炸薯条 含有大量糖类,易引发血糖波动;还含有大量脂肪和盐,经常食用容易造成肥胖,对心脏健康来说,可谓是"三面夹击"。

12. 熏肉和香肠 很多加工肉制品都含有亚硝酸盐,这种防腐剂会扰乱人体处理糖的能力,从而增加患糖尿病的风险。更糟糕的是,加工肉制品中含有大量钠,是引发高血压的一个已知风险因素。

(四)冠心病患者的饮食

冠心病的病因还未完全弄清,目前多认为与体内脂质代谢紊乱有关。在冠心病发病的危险因素中,最主要的是高血压、高胆固醇血症、吸烟;其次是肥胖、糖尿病及精神神经因素;还有一些不能改变的因素,如家族遗传史、年龄、性别(男性)等。从上述因素看,冠心病的发病同饮食营养因素有直接或间接关系。因此,注重合理营养是防治冠心病的重要措施之一。

1. 饮食原则

(1)控制热能,保持理想体重。

(2)控制脂肪摄入的质与量。许多研究证明,长期食用大量脂肪是引起动脉粥样硬化的主要因素。而且还证明脂肪的质对血脂的影响更大,饱和脂肪酸能升高血胆固醇,多不饱和脂肪酸则能降低血胆固醇,一般认为膳食中多不饱和脂肪酸、饱和脂肪酸、单不饱和脂肪酸之比以 1∶1∶1 为宜。膳食胆固醇含量对体内脂质代谢会产生一定影响,应适当加以控制。

(3)控制食糖摄入。糖类是机体热能的主要来源,糖类摄入过多(在我国居民膳食结构中就是主食量过多),可造成热能过多,在体内同样可转化生成脂肪,引起肥胖,并使血脂升高。经研究证明,在糖类中升高血脂的强弱顺序为:果糖高于蔗糖,蔗糖高于淀粉。美国、加拿大等国,人们的食糖量可占一日热能的15%～20%,其冠心病发病率远高于其他国家和地区。因此,要严格控制糖类摄入总量,尤其是控制食糖摄入量,一般以不超过总热能的 10%为宜。

(4)适当增加膳食纤维摄入。膳食纤维能吸附胆固醇,阻止胆固醇被人体吸收,并能促进胆酸从粪便中排出,减少胆固醇的体内生成,故能降低血胆固醇。在防治冠心病的膳食中,应有充足的膳食纤维。

(5)提供丰富的维生素。维生素 C 能促进胆固醇生成胆酸,从而有降低血胆固醇作用;还能改善冠状循环,保护血管壁。尼克酸能扩张末梢血管,防止血栓形成;还能降低血中三酰甘油的水平。维生素 E 具有抗氧化作用,能阻止不饱和脂肪酸过氧化,保护心肌并改善心肌缺氧,预防血栓发生。

(6)保证必需的无机盐及微量元素供给。碘能抑制胆固醇被肠道吸收,降低胆固醇在血管壁上沉着,故能减缓或阻止动脉粥样硬化的发展,常食海带、紫菜等含碘丰富的海产品,可降低冠心病发病率。膳食中钙、镁、钾、钠、铜、铬等也同冠心病发病有关。

(7)少量多餐,切忌暴饮暴食,晚餐也不宜吃得过饱,否则易诱发急性心肌梗死。

(8)禁饮烈性酒。饮烈性酒能使心率加快,加重心肌缺氧,故禁之。

2. 食物选择要点

(1)控制主食及脂肪摄入量。

(2)可以随意进食的食物。①各种谷类,尤其是粗粮。②豆类制品。③蔬菜,如洋葱、大蒜、金花菜、绿豆芽、扁豆等。④菌藻类,如香菇、木耳、海带、紫菜等。⑤各种瓜类、水果及茶叶。

(3)适当进食的食物。①瘦肉,包括瘦的猪肉、牛肉和家禽肉(去皮)。②鱼类,包括多数河鱼和海鱼。③植物油,包括豆油、玉米油、香油、花生油、鱼油、橄榄油。④奶类,包括去脂乳及其制品。⑤鸡蛋,包括蛋清、全蛋(每周2~3个)。

(4)少食或忌食食物。①动物脂肪,如猪油、黄油、羊油、鸡油等。②肥肉,包括猪、牛、羊等肥肉。③脑、骨髓、内脏、蛋黄、鱼子。④软体动物及贝壳类动物。⑤糖、酒、烟等。

(5)保证新鲜蔬菜、水果供给。以提供维生素C、B族维生素和适量膳食纤维。

(6)应多选用豆类及豆制品。既可保证优质蛋白质供给,又能提供必需脂肪酸,避免动物性食品、饱和脂肪酸和胆固醇的过多摄入,而且黄豆等还含卵磷脂及无机盐,对防治冠心病有利。

(7)适当增加海产品。如海带、紫菜、海蜇等,以便为机体提供丰富的碘。

(8)可多选用水产鱼类。因其蛋白质优良,易消化吸收,且对血脂有调节作用,与畜肉类食品相比更适合老年人的特点,对防治冠心病有利。

(9)可多选用冬瓜、萝卜、蜂蜜、山楂等食品。

(10)尽量少用动物肝、脑、肾、鱼子、墨斗鱼、松花蛋等含胆固醇高的食物及含饱和脂肪酸高的食品,如肥肉、动物油脂、黄油、奶油等。

(11)最宜食用的五色食物

①红色食物:患有冠心病、心脑血管疾病的患者,平时可以多吃红色食物,例如红葡萄酒就有很好的保护心脑血管的作用。有需要的人群可以每天少量饮用红葡萄酒,但不宜过量。此外,一些红色肉类也可以适当进食,包括瘦猪肉、牛肉、羊肉、狗肉等。苹果、西瓜等水果也可以多吃些,因为这类食物富含纤维素,有助于降低人体内的低密度脂蛋白含量,控制血压。

②黄色蔬菜:黄色蔬菜主要包括胡萝卜、浅色的西红柿等。这类蔬菜中含有丰富的胡萝卜素,能起到防治动脉粥样硬化的作用。尤其是胡萝卜烹饪方式多样,可以加入到其他蔬菜中一起烹煮,对治疗冠心病来说十分有益。此外,黄色蔬菜还有助于降低血压、强健心脏、降低血糖等。除了以上提到的食物,黄豆、大豆等豆类也可以多吃。

③黑色食物:黑色食物对防治冠心病最为有效,包括黑木耳、黑豆等,有助于保护心脑血管健康。黑木耳中含有丰富的维生素,能降低血液黏稠度和血液胆固醇。但进食的时候也要控制食量,以免影响胃肠健康。此外,香菇也是值得推荐的食品,因为其含有丰富的腺嘌呤,有助于降低胆固醇。香菇与鸡肉、猪肉一起进食更加有益。

④绿色蔬菜:常见的绿色蔬菜包括菠菜、韭菜、芹菜等,都含有丰富的维生素和纤维素,可降低人体的胆固醇含量。冠心病患者多吃芹菜还能降低血压,镇静安神。

⑤白色食物:如燕麦粉、燕麦片,能有效降低血三酰甘油、胆固醇。还要多喝牛奶,因为牛奶中含有大量的蛋白质、钙、铁等多种人体需要的物质,能降低人体胆固醇的含量,有助于防止冠心病进一步发展。尤其是50岁以上的人,不同程度出现骨质疏松、骨质增生,而牛奶不仅含钙量高、吸收好,对心肌也有保护作用,冠心病患者应选择脱脂奶、酸奶,每天早晨喝一杯,有很好的保健作用。

(12)经常食用核桃。美国饮食协会建议人们,每周最好吃两三次核桃,尤其是中老年人和绝经期妇女,因为核桃中所含的精氨酸、油酸、抗氧化物质等能保护心血管,对预防冠心病、卒中、老年痴呆等也同样效果显著。

核桃含丰富的卵磷脂、不饱和脂肪酸,另外还含有多种抗氧化剂,如维生素C和维生素E,可以对抗让人体衰老的氧自由基。核桃仁的长相很像人的大脑,所以有吃核桃补脑的说法。这是因为,核桃含大量补脑益智的营养成分,如卵磷脂对脑神经有良好的保健作用,非常适合生长期的儿童和经常用脑的成年人食用。

核桃仁中含有锌、锰、铬等人体不可缺少的微量元素,人体在衰老过程中锌、锰含量日渐降低,铬有促进葡萄糖利用、胆固醇代谢和保护心血管的功能。核桃仁的镇咳平喘作用也十分明显,秋冬季节对慢性气管炎和哮喘病患者疗效极佳。经常食用核桃,既能强健身体,又能抗衰老。有些人经常吃补药,其实每天早晚各吃几个核桃,实在大有裨益,往往比吃补药还好。食用核桃时需要注意,不要将核桃仁表面的褐色薄皮剥掉,这样会损失一部分营养。

(13)不宜食用的食物

①不吃油腻肥厚的食物:包括动物类脂肪,如猪油、羊油等富含饱和脂肪酸、高胆固醇的食物。它们在进入人体后,容易沉积

在血管壁上,损伤动脉的内皮细胞,使血管壁增生和变性,进而引发粥样改变,严重时引发血管腔狭小、闭塞,使冠心病病情恶化。随着脂肪含量的增高,血液变得更加黏稠,进而使血液循环发生梗塞,诱发心肌梗死。

②不吃高糖分的食物:包括糖果、点心等,这类食物易使血糖升高,血液的黏稠度增加,也降低血液的流动速度,进而造成心肌缺血缺氧。另外,血糖升高还会导致三酰甘油和血脂增加,对冠心病患者十分有害。

③不接触烟草:烟草中含有多种有害成分,包括尼古丁等,它会损伤人体循环系统,使外周血管收缩,血压上升,诱发心律失常。烟雾在进入肺部后,一氧化碳可融入血液中,致使血红蛋白结合氧能力下降,造成心肌缺血缺氧,严重时可诱发心绞痛、心肌梗死和猝死。

④不吃高胆固醇食物:这类食物包括动物的肝脏、脑髓、内脏、蛋黄和部分鱼类、贝壳类等,常见的包括猪肝、猪肾、墨鱼、鱿鱼、螺、鱼子酱、乌鸡等。经常进食这类食物,容易使胆固醇含量增加,进而诱发冠心病。

⑤不碰酒、浓茶和咖啡:茶叶和咖啡中含有大量茶碱和咖啡因,进食后可导致中枢神经兴奋,易产生兴奋、不安的感觉,致使心跳加快、心律失常、心肌耗氧量上升。此外,冠心病患者很容易诱发心绞痛,饮酒会产生促进作用。因此,建议最好不要碰酒、浓茶和咖啡等刺激性饮品。

(14)远离的垃圾食品。垃圾食品是指仅仅提供一些热能,别无其他营养素的食物,或是提供超过人体需要,变成多余成分的食品。世界卫生组织公布的十大垃圾食品包括:油炸类食品、腌制类食品、加工类肉食品(肉干、肉松、香肠、火腿等)、饼干类食品(不包括低温烘烤和全麦饼干)、汽水可乐类饮料、方便类食品(主要指方便面和膨化食品)、罐头类食品(包括鱼肉类和水果类)、话梅蜜饯果脯类食品、冷冻甜品类食品(冰淇淋、冰棒、雪糕等)、烧烤类食品。

①油炸类:油条、油饼、薯片、薯条。主要危害是:导致心血管疾病、含致癌物质、破坏维生素、使蛋白质变性。

②腌制类食品:腌制的腊肉、鱼等。主要危害是:导致高血压、肾负担过重,导致鼻咽癌,影响黏膜系统(对胃肠有害);易得胃溃疡和胃炎。

③加工肉类:熏肉、腊肉、肉干、鱼干、香肠。主要危害是:含三大致癌物质之一的亚硝酸盐(防腐和显色作用),含大量防腐剂,加重肝脏负担。

④汽水类:汽水、可乐。主要危害是:含磷酸、碳酸,会带走体内大量的钙;含糖量过高,喝后有饱胀感,影响正餐。

⑤饼干类:饼干、糖果。主要危害是:食用香精和色素过多,对肝脏功能造成负担;严重破坏维生素,热能过多,营养成分过低。

⑥方便类:方便面、方便米粉。主要危害是:盐分过高,含防腐剂和香精,损害肝脏;只有热能,没有营养。

⑦罐头类:水果罐头、鱼罐头、肉罐头。主要危害是:破坏维生素、使蛋白质变性,热能过多,营养成分过低。

⑧蜜饯类:果脯、话梅。主要危害是:含三大致癌物质之一的亚硝酸盐,盐分过高,含防腐剂和香精,损害肝脏。

⑨冷冻甜品类:冰淇淋、冰棒、雪糕等。主要危害是:含奶油,极易引起肥胖;含糖量过高,影响正餐。

⑩烧烤类:铁板烧、烤肉串。主要危害是:含大量苯并芘(三大致癌物质之首),1只烤鸡腿=60支烟的毒性;导致蛋白质炭化变性,加重肾脏、肝脏负担。

3. 四季饮食 人们生活在天地之间,人和自然是统一的整体,自然界的四季变化与人体五脏功能有着密切的关系。这在我国历代医家、药圣的著作中均已阐述得十分详细,《内经》中有"饮食有节、饮食适寒温、有节律、合时宜、调五味"的论述。人们无时无刻不在受到四季变化的制约,人与自然只要内环境(即人本身)和外环境(即自然)能协调就可达到五脏安康。

(1)春季:是万物生发的季节,人体也阳气发泄,气血趋于表,聚集一冬的内热向外散发,肝气充足,此时的饮食应由冬季的厚味转为清温平淡之品,即中医称这为春升补之论。春季应少食酸味、多食甘甜食品以养脾气,如食酸过多,会使肝气溢泻、脾气易绝。春季还应少食辛辣之品,春渐暖,过食辛温燥辣之品可使人生内热,如羊肉、狗肉、辣椒等不可多食。此时可多食含维生素多的蔬菜,如春笋、芹菜、小白菜、小萝卜、菠菜等;肉类如猪肉、鲫鱼之类;主食除大米、白面外,可多食些小米、玉米、黄豆等杂粮。

(2)夏季:天气炎热,人的心脏功能最为旺盛。心属火,火气主于夏,心火过旺易制约肺气,此时胃酸分泌减少,消化能力减弱。在膳食上要注意调配色、香、味、形,尽量选择易引起食欲的食品,不可多食苦味食品,因苦入心,是补心之品,可多食些凉拌菜和鸡蛋、鸭蛋、豆制品、芝麻酱、绿豆、西瓜、水果等。在调味品上要适当用些蒜和芥末,以杀菌解毒和增加食欲。夏季可适当喝些冷饮,但不可过多,过多会冲淡胃液,影响消化,故夏清补。

(3)秋季:干燥凉爽,此时肺气旺盛,与秋气相应。在饮食上不可使肺气过旺。辛味属肺,酸属肝,秋季应少食辛味而增加酸味。秋天多风燥,此时食品相当丰富,尤以蔬菜、水果品种最为繁多,故只要不过于食辛温燥烈食品,其余均可多食,故秋平补。

(4)冬季:气候寒冷,属肾气旺盛之时,肾气与冬气相应。在饮食上以减咸味、苦味为主。在春秋季少食的辛温之品,冬季可适当多吃些,此时人们的活动有所收敛,应将能量贮存于体内,为御风寒可多食些厚味食品,如狗肉、火锅、炖肉、鱼等。在调味品上可多用些辛辣食物,如辣椒、葱、姜、蒜,蔬菜较少可食些大白菜、土豆、萝卜、绿豆芽、豆腐等,故冬滋补。

4. 食谱举例及食疗方

(1)食谱举例

①早餐:花卷(面粉 50 克、黄豆粉 20 克),玉米面糊粥(玉米面 30 克),炝芹菜(芹菜 50 克、花生仁 20 克),茶蛋 1 个(鸡蛋 60 克)。

②午餐:大米饭(大米 100 克),肉丝面(面条 50 克、瘦猪肉 10 克、木耳 10 克),西红柿炒鸡蛋(西红柿 150 克、鸡蛋 50 克),红烧鲢鱼(白鲢 100 克)。

③晚餐:千层饼(面粉 50 克),绿豆稀饭(大米 30 克、绿豆 20 克),炒油菜(油菜 150 克),五香豆腐丝(干豆腐 100 克)。

全日烹调用油 15 克,全日总热能 8 387 千焦(1 997 千卡)左右。

(2)食疗方

①三仁粥:桃仁、酸枣仁、柏子仁各 10 克,粳米 60 克,白糖 15 克。制法:将桃仁、酸枣仁、柏子仁打碎入锅,加水适量,武火烧沸 30~40 分钟,滤渣取汁;粳米淘净入锅,倒入药汁,武火烧沸,文火熬成粥。服法:早晚皆可,佐餐服用。功效:活血化瘀,养心安神,润肠通便。适用于瘀血内阻之胸部憋闷,时或绞痛;心失所养之心悸气短、失眠;阴津亏损之大便干燥,舌质红或瘀点、瘀斑。

②薤白炖猪心:猪心 1 只,薤白 150 克,胡椒粉适量。制法:猪心洗净入锅,加水适量,武火烧沸煮熟,倒入薤白,文火煮炖至猪心软透,加入胡椒粉即成。服法:佐餐服用。功效:通阳散结,健脾益心,理气消食。适用于胸痹、胸闷疼痛、气短、心悸、失眠、脘腹胀满疼痛、饮食不振、大便溏泻、舌淡苔薄、脉沉细。

③苏丹药酒:苏木 10 克,丹参 15 克,三七 10 克,红花 10 克,高粱白酒 1 000 克。制法:诸药洗净晾干,放入酒瓶内加盖密封 15~20 天即可。服法:每次 10~15 毫升服用,每日 1~2

次。功效：养血活血，化瘀止痛。适用于各种瘀血阻滞所致的心胸憋闷、脘腹冷痛，跌仆损伤、瘀肿，痛经。

④薤白粥：薤白 30 克，粳米 100 克。制法：薤白洗净，粳米淘净，薤白、粳米入锅，加水适量，武火烧沸后转用文火煮至米烂成粥。服法：每次 1 剂，每日两次，早、晚餐食用。

⑤木耳烧豆腐：黑木耳 15 克，豆腐 60 克，食用油、调味料各适量。制法：黑木耳清洗干净备用；食用油入锅烧热，先加入豆腐，煎制十几分钟之后再加入黑木耳，最后加入一些所需要的调味料进行调味即可。服法：每次 1 剂，每日 2 次，作餐服用。

⑥芹菜红枣汤：芹菜根 5 个，红枣 10 个。制法：芹菜根、红枣入锅，加水适量，文火煮至熟。服法：每次 1 剂，每日 2 次，食枣饮汤。

⑦山楂玉面粥：红山楂 5 个，玉米面 50 克，蜂蜜 1 匙。制法：红山楂去核切碎，用蜂蜜调匀，与玉米面入锅，加水适量，文火熬成粥。服法：每次 1 剂，每日 1～2 次，服用。

⑧海带粥：水发海带 25 克，粳米 50 克，食盐、味精、麻油各适量。制法：水发海带、粳米入锅，加水适量，文火煮成粥，加入食盐、味精、麻油调味。服法：每次 1 剂，每日 1 次，早晨服用。

⑨柠檬玉面粥：柠檬 1 个，蜂蜜 3 匙，玉米面 50 克。制法：柠檬切片，用蜂蜜渍透，玉米面入锅，加水适量，文火煮成粥，加入柠檬片。每次 1 剂，每日 2 次，服用。

⑩海藻黄豆汤：海带、海藻各 30 克，黄豆 150～200 克，调味品适量。制法：海带、海藻、黄豆入锅，加水适量，文火煮汤，加入调味品。服法：每次 1 剂，每日早、晚 2 次，服用。适用于冠心病、高脂血症、高血压。

5. 注意事项

(1)忌生气、发怒：人体的中枢神经系统指挥人的一切，当过分激动、紧张，特别是大喜大悲时，中枢神经的应激反应可使小动脉异常收缩,导致血压上升、心跳加快、心肌收缩增强,使冠心病患者心肌缺血、缺氧,从而诱发心绞痛或心肌梗死。

(2)忌超负荷运动:从老年人的客观实际出发,运动应量力而行。人在安静状态下,心肌每分钟需要300毫升左右的血液供应;大的体力活动,心肌每分钟需要的最大血量达2 000毫升左右。可见,超负荷运动极易导致心脑血管急剧缺血、缺氧,可能造成急性心肌梗死或脑梗死。

(3)忌油腻食物:如动物性脂肪、黄油、奶油、肥肉等。对冠心病患者来说,日常饮食一定要清淡。应多吃新鲜蔬菜、水果、黑木耳、豆制品,还可适当吃一些瘦肉及鱼类,尽量少吃过于油腻或高脂肪的食物。如果有条件,可以多喝绿豆汤、莲子汤、百合汤或者是菊花茶、荷叶茶等饮料。

(4)忌冷饮食物:对于冠心病患者的饮食,日常一定要注意禁食冷饮,因为在气温高时,血管处于扩张状态,一旦进食冷饮,会引起全身血管收缩,血压突然升高,容易突发心绞痛、心肌梗死、脑卒中。

(5)忌吃高糖类食物:糖类即碳水化合物,是机体热能的主要来源,摄入过多可造成热能超标,在体内可转化生成脂肪,引起肥胖,并使血脂升高。因此,要严格控制糖类摄入总量,尤其是控制食糖摄入量。经研究证明,在糖类中升高血脂作用的强弱顺序为:果糖高于蔗糖,蔗糖高于淀粉。故提倡进食复合糖、控制精制糖,选用淀粉、糙米、玉米等植物纤维多的食物,少进食精制糖,如蔗糖、果糖。

(6)忌烟酒:吸烟者冠心病的发病率比不吸烟者高3倍。常饮烈性酒,可因酒精中毒导致心脏病和高脂血症。过多饮酒还可使心脏耗氧量增多,加重冠心病。应戒烟、限酒,浓茶、辣椒等刺激性食物也应慎食。

(7)忌暴饮暴食:严重冠心病患者,应采取少量多餐的原则,切忌暴饮暴食,尤其晚餐更不宜吃得过饱。尽量多吃些容易消化的食物,并保持大便通畅。

(8)忌脱水:一些老年人没有定时喝水的习惯,很多老年人等到渴了才饮水,其实这已造成不同程度的"脱水"了。老年人平时要养成定时喝水的好习惯。老年人(特别是冠心病患者)的血液黏度都有所增高,脱水导致血液浓度升高,达到一定程度会出现血凝倾向,导致缺血或心脑血管堵塞,严重时可引起心肌梗死或脑卒中。建议睡前半小时,或者是半夜醒来及清晨起床后最好喝一些白开水。

(9)忌缺氧:一般而言,除户外活动或有氧运动的吸氧量符合生理需要外,其他时间的吸氧量往往不足,冠心病患者则易出现胸闷等症状。如果长期供氧不足,会加重动脉粥样硬化的程度。所以,冠心病患者要经常对居室环境通风换气,当胸闷或心前区有不适感时,立刻缓慢地深吸几口气。出现心绞痛时,除服用急救药外,应立刻深吸气,家中备有氧气瓶的则吸氧几分钟,可以缓解心绞痛,减少心肌细胞的死亡。

(10)忌严寒和炎热:严寒季节,冠心病患者不要忽视手部、头部、面部的保暖。因为这些部位受寒,可引起末梢血管收缩,加快心跳或冠状动脉痉挛。此外,寒冷还可使去甲肾上腺素分泌增多,血压升高。所以,冠心病患者冬季外出活动时,宜戴口罩、手套和帽子;早上刷牙、洗脸宜用温水;洗衣、洗菜时,不要将手长时间泡在凉水里。炎热季节,人体血液循环量大幅度增多,可使交感神经兴奋,心跳加快,加重心脏的额外负担。

(五)改善生活方式

北京大学公共卫生学院李立明教授课题组"中国慢性病前瞻性研究项目",对近 50 万人追踪了 7 年多后得出结论:中国人

67.9％的急性冠心病和39.1％的脑卒中事件,与吸烟、饮酒、不良饮食习惯、肥胖等不健康生活方式有关。近日,这一研究结果发表在《美国心脏病学学会杂志》上。

1. 生活方式概念 生活方式是一个内容广泛的概念,它包括人们的衣、食、住、行、劳动工作、休息、娱乐、社会交往、待人接物等物质生活和精神生活的价值观、道德观、审美观,以及在一定的历史时间与社会条件下各个民族、阶级和社会群体的生活模式。生活方式病是发达国家在对一些慢性非传染性疾病进行了大量的流行病调查研究后得出的结论。这些慢性非传染性疾病的主要病因就是人们的不良生活方式,包括的疾病有:肥胖,高血压、冠心病等心血管疾病,脑卒中等脑血管疾病,糖尿病和一部分恶性肿瘤,这些疾病都是现代医学仍难以治愈的并严重危害人们的生命和健康。

2. 生活方式的评价 世界卫生组织早在1992年就指出"没有疫苗可以防治心血管病",健康的生活方式是最好的预防。保持心脏健康的4大基础是合理膳食、适量运动、戒烟限酒、心理平衡。国内外医学研究机构的调查认为,饮食结构不合理和缺乏运动是现代疾病(如冠心病)的温床和基础。

3. 良好的生活方式 促进冠心病患者建立健康生活方式,是每个医护工作者的重要职责,有效促进患者建立健康生活方式,才能更好地提高患者的生活质量。

(1)合理膳食:选择低盐、低脂、低胆固醇和易消化饮食,多食新鲜蔬菜、水果、豆类和乳制品,少食高纤维素食物,防止其降低抗凝药物的疗效;不宜过饱,忌暴饮暴食,饭后不要立即活动。专家建议,参照平衡膳食宝塔饮食。

平衡膳食宝塔共分五层,包含我们每天应吃的主要食物种类。宝塔各层位置和面积不同,这在一定程度上反映出各类食物在膳食中的地位和应占的比重。谷类食物位居底层,每人每天应吃 300~500 克;蔬菜和水果占据第二层,每天应吃 400~500 克和 100~200 克;鱼、禽、肉、蛋等动物性食物位于第三层,每天应吃 125~200 克(鱼虾类 50 克,畜、禽肉 50~100 克,蛋类 25~50 克);奶类和豆类食物占第四层,每天应吃 100 克和 50 克;第五层塔尖是油脂类,每天不超过 25 克。

可把营养与美味结合起来,按照同类互换、多种多样的原则调配一日三餐。同类互换就是"以粮换粮、以豆换豆、以肉换肉,多种多样"。以吃植物油为主,多吃煮、拌的菜,每日至少 200~400 克水果、300~500 克蔬菜,以及全谷和豆类食品。

(2)适量运动:运动作为冠心病生活方式治疗和综合心脏康复计划的核心内容,已日益受到人们的重视。国内外大量的随机对照研究表明,运动对于改善冠心病患者的心血管功能,减少或消除心绞痛症状,降低心血管危险因素,稳定、减缓或逆转冠状动脉粥样硬化病变的进展,降低心肌梗死的复发率和死亡率以及提高生活质量,都具有肯定的效果。

①运动对冠心病患者的益处:高血压、高血脂、糖尿病和吸烟,是冠心病最重要的危险因素。久坐、不爱运动也是一种危险因素。研究表明,不爱运动的人冠心病发生或死亡的危险性将增加一倍,可见,运动与冠心病关系密切。

a. 运动可以降低或减少冠心病的危险因素,预防冠心病的发生,科学和规律的运动可以减轻体重,降低血压,提高胰岛素敏感性。

b. 运动可以改善心脏的贮备功能,增加冠心病患者冠状动脉的侧支循环,从而减轻冠心病患者与活动有关的心肺症状。

c. 运动可以延缓冠状动脉粥样硬化的发生和发展,减轻冠状动脉的狭窄程度。

d. 运动还可改善内脏功能,提高心血管自主神经调节功能,降低血液黏滞度,减少冠心病急性发作发生,降低死亡率。

是不是所有运动都对冠心病患者有好处呢？不对，只有科学运动才是有益的。运动的种类有多种，如散步、慢跑、骑自行车、游泳等，这些运动属于低至中度的运动强度，是有氧运动，长期进行这类运动能提高机体的携氧功能，从而提高心肺功能。冠心病患者运动强度不宜过大，时间不宜过长，每周运动 3～5 次，即可达到锻炼目的，每次运动 30～40 分钟，包括准备运动 5～10 分钟。具体运动方案最好在医师指导下制订。

此外，还应做好冠心病的一级和二级预防，如戒烟、清淡饮食、生活规律、长期服用阿司匹林和（或）他汀类药物，要控制好血压、血糖，避免肥胖，保持心情舒畅，这样才会有一个健康的心脏。

②冠心病患者的运动处方

a. 运动方式、频率和持续时间：运动方式应以有氧运动为主，配合适当的阻力运动以及灵活性和协调运动，后者对老年冠心病患者尤其重要。也应鼓励患者进行一些低强度的体力活动，如栽花、打扫庭院、家务劳动、户内锻炼等。

每周 3～4 天，每天 1 次，最好能够每天坚持。可从每次 10～15 分钟开始，逐步延长到每次 30 分钟以上，可以持续性或间歇性进行。

b. 运动强度：运动强度可以通过心率、最大耗氧量、自觉劳累程度以及代谢当量来判断。

冠心病患者以最大心率的 60%～65% 长期进行较低强度运动是安全而有效的。运动前应采用分级运动试验来判定初始目标心率，并可作为多种类型运动的初始心率。运动强度应掌握在：以这种运动持续 3～6 分钟即可达到目标心率。患者也可以根据自感劳累程度自己判断运动强度。

医务人员应随访并监测患者运动的进展和心脏功能的改善，定期调整和修订运动方案。监测次数可根据患者的具体情况。心脏病患者运动后产生最可靠的益处，是在每周至少 3 次，频率增多可获得更大的改善。

c. 运动方法

快步走：对于冠心病患者而言，快步走是最安全的运动项目之一，既可获得理想的耐力，也没有损伤骨骼和肌肉的危险。快走的速度以80～100米/分为宜，每次至少20分钟，每周3～5次。

爬山：爬山也是良好的运动方式，对心血管系统具有独特益处，对恢复血管的弹性有着积极的作用，但应视心脏病的严重程度量力而行。运动应循序渐进，每次运动前要有充分的准备，运动后要做放松整理活动。

饭后1～2小时运动：因为这是血糖偏高的时候，选择这一时段运动往往不必加餐，且冠心病急性发作的发生率较低。

d. 注意事项：对于冠心病患者，在运动前应全面评价冠心病所造成的器官损害、心功能的状况，有没有未控制的心绞痛，有没有严重的心律失常，对于存在以上情况的患者，应根据运动危险分类由医生制订运动方案。

必要时应首先进行症状限制性运动试验，评价最大心率和心功能容量，结合临床开出运动处方；对于不稳定型心绞痛、血压明显升高、心功能不全的患者应待病情稳定后再进行锻炼；在运动过程中若出现心前区不适、胸痛、过度疲惫、呼吸困难等症状，应立即停止运动。

科学合理的做法是从小运动量开始，遵循缓慢、柔和的原则，逐渐增加运动量，运动强度不宜过大，运动时间最好选在下午16:00左右，此时空气悬浮物较小，污染物较少。因为冠心病患者每天上午6～12点容易出现缺血损伤和心律失常，若在这段时间从事加重心脏负荷的运动，容易发生意外。

（3）戒烟限酒：烟草中的烟碱可使心跳加快、血压升高（过量吸烟又可使血压下降）、心肌耗氧量增加、血管痉挛、血液流动异常、血小板黏附性增加。吸烟者患心脏病的比例是不吸烟者的两倍,常吸烟者发生心肌梗死的危险性增加 1.5～3.0 倍。每日饮酒量不超过 3 单位(1 单位＝300 毫升啤酒＝100 毫升葡萄酒＝25 毫升白酒)。

(4)心理平衡:规律的运动、休息、睡眠、工作和休闲平衡,保持乐观情绪。高度精神紧张和剧烈的情绪波动(如恐惧、愤怒、怨恨、激动、焦虑等)可刺激肾上腺髓质系统,使其释放儿茶酚胺类物质,引起交感神经兴奋性增强,使全身小动脉痉挛、外周阻力增加、心脏收缩力增强、心跳加快、血压升高,加重心脏负担。在冠心病的发展过程中,极易产生焦虑、抑郁、紧张、恐惧等负面情绪,影响治疗、康复和促使冠心病急性发作。在美国,凡是 40 岁以前有冠心病发作中的人,几乎都伴有不同程度的精神紧张状态。紧张能产生高胆固醇血症,紧张使人易于疲劳,均说明紧张在某种程度上影响血管壁的营养,引起或加重冠心病。

冠心病大多与人的性格、心理活动有很大关系,所以我们在日常生活当中要注意心理调适。

①遇事心平气和:冠心病患者往往脾气急躁,故易生气和得罪别人。必须经常提醒自己遇事要心平气和,增加耐性,这是冠心病的心理治疗方法之一。

②要宽以待人:也是冠心病的心理治疗方法。宽恕别人不仅能给自己带来平静和安宁,有益于冠心病的康复,而且能赢得友谊,保持人际关系的融洽。所以,人们把宽恕称作"精神补品和心理健康不可缺少的维生素"。

③遇事要想得开、放得下:过于精细、求全责备常常导致自身孤立,而这种孤立的心理状态会产生精神压力,有损心脏。冠心病患者对子女、金钱、名誉、地位,以及对自己的疾病都要坦然、淡化。

(5)掌握一套运动和心理调适的方法:如自我放松训练,通过呼吸放松、意念放松、身体放松,或通过养生功、太极拳等活动,增强自身康复能力,也是冠心病的心理治疗方法。

冠心病是一种慢性病,并且可以引起多种严重的并发症,无论是住院期间还是出院后都必须有一个良好规律的生活方式。如何通过生活方式的改变及积极控制冠状动脉粥样硬化的危险因素,以减慢或阻止冠状动脉的再狭窄是我们的重中之重。王贵芝等研究发现,即使患者在住院期间接受了健康教育,生活方式有所改变,但出院不久就会恢复原来的生活方式。所以要及时评价健康教育效果,根据评价结果给予跟踪强化,如每月随访时加强干预1次,有助于巩固健康教育效果。通过健康教育促进改变人们的生活方式,普遍降低危险因素水平,增进人群健康,控制冠心病。

三、药物疗法

冠心病的药物治疗是所有治疗方式的基础和保障。冠心病适用的药物种类繁多,根据患者病情和治疗目的的不同,可分为冠心病预防、术后治疗、冠心病发作急救等几种。

冠心病药物治疗的目的:一是缓解症状,减少心绞痛的发作、心肌梗死和猝死的发生;二是延缓冠状动脉病变的发展。

药物治疗的主要作用:一是增加心肌血流量,增加血氧供应;二是减低心肌耗氧量;三是改善血管内皮功能,防止心肌电位及结构的重构,保护心肌功能。如何根据自身病情,在医生指导下合理规范地坚持用药,是冠心病患者长期治疗的关键环节。

临床常用的治疗冠心病的药物,西药有硝酸酯类药物、溶栓药物、抗血小板药物、抗凝药物、β受体阻滞药、钙离子拮抗药、血管紧张素转换酶抑制药/醛固酮受体拮抗药、降血脂药物等;中药有中药汤剂、中成药、中药针剂等。

（一）治疗冠心病的西药

1. 硝酸酯类药物 作用机制是通过扩张静脉、外周动脉血管、冠状动脉，从而降低心肌耗氧量，增加心脏侧支循环血流，使心绞痛得到缓解。另外，还有降低血小板黏附等作用。本类药物主要有：硝酸甘油、硝酸异山梨酯（消心痛）、5-单硝酸异山梨酯、长效硝酸甘油（硝酸甘油油膏或橡皮膏贴片）等。硝酸酯类药物是稳定型心绞痛患者的常规一线用药。心绞痛发作时可以舌下含服硝酸甘油或使用硝酸甘油气雾剂。对于急性心肌梗死及不稳定型心绞痛患者，先静脉给药，病情稳定、症状改善后改为口服或皮肤贴剂，疼痛症状完全消失后可以停药。硝酸酯类药物持续使用可发生耐药性，有效性下降，最好间隔 8～12 小时服药，以减少耐药性。

（1）硝酸甘油：义称硝酸甘油酯、二硝酸甘油酯、三硝酸丙三酯，是甘油的三硝酸酯。

【功能主治】 本药直接松弛血管平滑肌，特别是小血管平滑肌，使全身血管扩张，外周阻力减少，静脉回流减少，减轻心脏前、后负荷，降低心肌耗氧量，解除心肌缺氧。适用于心绞痛急性发作，也用于急性左心衰竭，是防治冠心病心绞痛的常用特效药物之一。

主要用于防治心绞痛，包括稳定型、变异型及不稳定型心绞痛。此外，可用于充血性心力衰竭及手术期间控制性低血压，对急性心肌梗死的治疗也有一定作用。硝酸甘油是目前临床应用最广泛、最有效的短效抗心绞痛药物，适用于急性发作的患者。可缓解各类心绞痛，如劳累诱发的典型心绞痛、冠状动脉痉挛引起的变异型心绞痛以及不稳定型心绞痛等，舌下含服硝酸甘油 1 分钟后即可起效。

【用法用量】 发作时舌下含服 1 片(0.3 毫克或 0.6 毫克),每日不超过 2 毫克。约 2～5 分钟即发挥作用,作用大约维持 30 分钟。应用时可以靠在坐椅上效果较好(直立可能产生晕厥)。

有人认为,用本药 2% 软膏睡前涂前臂皮肤,可预防夜间心绞痛发作。口颊膜片:每次 1 或 2 毫克,每日 3 次,置于上唇和齿龈之间。持续释放的口服片或胶囊:每次 2.5～10 毫克,每日 2～3 次。2% 软膏(3 厘米×3 厘米)涂于胸部或背部,每日 3～4 次。薄膜剂:每次 5～10 毫克,贴于胸部,维持到 24 小时。静滴:10 毫克溶于 10% 葡萄糖注射液 500 毫升中,开始为 5～10 微克/分钟,以后每隔 3～5 分钟增加剂量 1 次,直至出现明显反应或血压下降。喷雾剂:每次 0.4 毫克,必要时。

【不良反应】 治疗剂量可引起面部潮红、眩晕、心动过速和跳动性头痛。大剂量可引起呕吐、烦躁不安、视力减弱、低血压、昏厥,偶尔出现紫绀及高铁血红蛋白血症;随之损害呼吸及出现心动过缓。皮肤用药可出现接触性皮炎,舌下用药或口颊片通常引起局部烧灼感,长期用药可产生耐药性,长期用药突然停药可出现停药症状。初次用药可先含半片,以避免和减轻不良反应。

(2)硝酸异山梨酯(消心痛)

【功能主治】 本药用于冠心病的长期治疗、心绞痛的预防、心肌梗死后持续心绞痛的治疗;与洋地黄和(或)利尿药联合应用,治疗慢性充血性心力衰竭;肺动脉高压的治疗。

【用法用量】 口服:预防心绞痛,每次 5～10 毫克(1～2 片),每日 2～3 次,每日总量 10～30 毫克(2～6 片),由于个体反应不同,需个体化调整剂量。舌下给药:每次 5 毫克(1 片),必要时,缓解症状。

【不良反应】 用药初期可引起血管扩张性头痛,还可出现面部潮红、眩晕、直立性低血压和反射性心动过速,偶见血压明显降低、心动过缓和心绞痛加重,罕见虚脱及晕厥。

(3)5-单硝酸异山梨酯

【功能主治】 本药用于冠心病的长期治疗、心绞痛的预防、心肌梗死后持续心绞痛的治疗,与洋地黄和(或)利尿药联合应用,治疗慢性充血性心力衰竭。

【用法用量】 片剂:口服,每次 10～20 毫克,每日 2～3 次,严重病例可每次 40 毫克,每日 2～3 次。缓释胶囊:每次 50 毫克,每日 1 次,早饭后服。

【不良反应】 用药初期可引起血管扩张性头痛,通常连续服用数日后,症状可消失。还可出现面部潮红、眩晕、直立性低血压和反射性心动过速,偶见血压明显降低、心动过缓、心绞痛加重和晕厥。

2. 溶栓药物 血栓的主要成分之一是纤维蛋白原,溶栓药物能够直接或间接激活纤维蛋白溶解酶原变成纤维蛋白溶解酶(纤溶酶)。纤溶酶能够降解不同类型的纤维蛋白(原),包括纤维蛋白原、单链纤维蛋白,但对交链纤维蛋白多聚体作用弱。临床分类如下。

非特异性纤溶酶原激活药:常用的有链激酶和尿激酶。

特异性纤溶酶原激活剂:临床最常用的为人重组组织型纤溶酶原激活药(t-PA);乙酰化纤溶酶原-链激酶复合物(aAPSAC),商品名为 Eminaoe;单链尿激酶型纤溶酶原激活药(scu-PA),亦称单链尿激酶或前尿激酶(pro-UK);葡萄球菌激酶(SaK),简称葡激酶等。

口服溶栓药物:如纳豆激酶胶囊。

(1)链激酶

【功能主治】 本药为外源性纤溶系统激活药,具有激活体内纤溶系统作用,可与纤溶酶原结合,促进体内纤维蛋白溶解系统的活力,使纤维蛋白溶解酶原转变为活性的纤维蛋白溶解酶,引起血栓内部崩解和血栓表面溶解。临床用于急性心肌梗死、深部静脉血栓、肺栓塞、脑栓塞、急性亚急性周围动脉血栓、中央视网膜动静脉栓塞、血透分流术中形成的凝血、溶血性和创伤性休克及并发弥漫性血管内凝血(DIC)的败血症、休克等。

【用法用量】 用药前半小时,先肌注异丙嗪25毫克、静脉推注地塞米松2.5～5毫克或氢化可的松50毫克,以预防不良反应(出血倾向、感冒样寒颤、发热等)。初始剂量:每次50万单位溶于100毫升生理盐水或5%葡萄糖注射液中静脉滴注,30分钟左右滴注完毕。维持剂量:每次60万单位溶于250～500毫升5%葡萄糖注射液中,加入氢化可的松25～50毫克或地塞米松1.25～2.5毫克,静滴6小时,保持每小时10万单位水平,按此疗法每日4次,24小时不间断,直到血栓溶解或病情不再发展为止。疗程根据病情而定,视网膜血管栓塞一般用药12～24小时,新鲜心肌梗死用药18～20小时,周围动静脉血栓用药3～6日,慢性动脉阻塞用药时间较长,但不宜超过6～7日。治疗结束时,可用低分子右旋糖酐作为过渡,以防血栓再度形成。儿童的初始剂量应根据抗链激酶值的高低而定,维持剂量根据血容量换算,保持在每小时每毫升血容量20单位的水平。

【不良反应】 出血为主要不良反应,注射局部出现血肿或手术部位出血。

(2)尿激酶

【功能主治】 本药主要用于血栓栓塞性疾病的溶栓治疗。包括急性广泛性肺栓塞、胸痛6～12小时内的冠状动脉栓塞和心肌梗死、症状短于3～6小时的急性脑血管栓塞、视网膜动脉栓塞和症状严重的髂-股静脉栓塞。也用于人工心脏瓣膜手术后预防血栓形成,保持血管插管和胸腔及心包腔引流管的通畅等。溶栓的疗效需要后继的肝素抗凝加以维持。

【用法用量】 应用前应以注射用灭菌生理盐水或5%葡萄糖注射液配制。

肺栓塞:初次剂量每次 4 400 单位/千克体重,以生理盐水或 5%葡萄糖注射液配制,以 90 毫升/小时速度在 10 分钟内静脉滴注完毕;其后以每小时 4 400 单位的给药速度,连续静脉滴注 2 小时或 12 小时。肺栓塞时,也可按每千克体重 15 000 单位生理盐水配制后经肺动脉推注;必要时,可根据病情调整剂量,间隔 24 小时重复给药 1 次,最多使用 3 次。

心肌梗死:建议以生理盐水配制后,按 6 000 单位/分速度经冠状动脉连续滴注 2 小时,滴注前应先行静脉给予肝素 2 500～10 000 单位。也可将本品 200～300 万单位配制后静脉滴注,45 分钟到 90 分钟滴注完毕。

外周动脉血栓:以生理盐水配制本品(浓度 2 500 单位/毫升) 4 000 单位/分速度经导管注入血凝块,每 2 小时夹闭导管 1 次;可调整注入速度为 1 000 单位/分,直至血块溶解。

防治心脏瓣膜替换术后的血栓形成:血栓形成是心脏瓣膜术后最常见的并发症之一。可用本品 4 400 单位/千克体重,生理盐水配制后 10～15 分钟静脉滴注完毕。然后以 4 400 单位/千克体重/小时静脉滴注维持。当心脏瓣膜功能正常后即停止用药;如用药 24 小时仍无效或发生严重出血倾向应停药。

脓胸或心包积脓:用抗生素和脓液引流术治疗时,常因纤维蛋白形成凝块而阻塞引流管。此时可胸腔或心包腔内注入灭菌注射用水配制(5 000 单位/毫升)的本品 10 000 单位到 250 000 单位,既可保持引流管通畅,又可防止胸膜或心包粘连或形成心包缩窄。

眼科应用:用于溶解眼内出血引起的前房血凝块,使血块崩解,有利于手术取出。常用量为 5 000 单位用 2 毫升生理盐水配制冲洗前房。

【不良反应】

出血:可为表浅部位的出血(主要在皮肤、黏膜和血管穿刺部位),也可为内脏出血(消化道出血、咯血、尿血、腹膜后出血、脑出血等),严重者需输血,甚至导致死亡。严重出血的发生率为1％～5％,其中脑出血的发生率一般<1％。发生严重出血并发症时需立即停止输注,必要时输新鲜血或红细胞、纤维蛋白原等,也可试用氨基己酸等抗纤溶药注射止血,但通常效果不显著。预防出血主要是严格选择适应证和禁忌证,事先建立好静脉通路,开始输注本品后禁止肌肉注射给药。

本品为内源性纤溶酶原激活药,无抗原性,但个别患者可发生轻度过敏反应,如皮疹、支气管痉挛、发热等。

消化道反应:恶心、呕吐、食欲缺乏、转氨酶升高等。

(3)组织型纤溶酶原激活药(t-PA)

【功能主治】 用于急性心肌梗死的溶栓治疗、血流不稳定的急性大面积肺栓塞的溶栓疗法。

【用法用量】 除特别处方外,应在症状发生后尽快给药。

心肌梗死:对于发病6小时内给予治疗的患者,应采取90分钟加速给药法:15毫克静脉推注,其后30分钟内静脉滴注50毫克,剩余35毫克在60分钟内静脉滴注,最大剂量达100毫克。对于发病6～12小时内给予治疗的患者,应采取3小时给药法:10毫克静脉推注,其后1小时内静脉滴注50毫克,剩余40毫克在2小时内静脉滴注,最大剂量达100毫克。

肺栓塞:应在2小时内给予100毫克。最常用的给药方法为:10毫克在1～2分钟内静脉推注,90毫克在2小时内静脉滴注。

缺血性脑卒中:推荐剂量为1.8毫克/千克体重,最大剂量为90毫克。先将剂量的10％静脉推注,剩余剂量在超过60分钟时间内静脉滴注。

用药过量:过量后纤维蛋白原及其他凝血因子会减少。大部分情况下停用本药后,这些因子会生理性再生。如有严重出血,建议输新鲜血浆或鲜血,必要时可使用抗纤溶药物。

用药须知:将注射小瓶内干粉用注射用水溶解为 1 毫克/毫升的浓度,配制的溶液可用生理盐水稀释至 1:5 的比例,但不能继续用水或其他碳水化合物(如右旋糖酐)稀释。为使剂量准确,给药时可用输注泵或点滴器。因注射小瓶内为负压,故应先将导管插入灭菌注射用水小瓶内,然后再插入本药小瓶内。本药不应与其他药物混合给药或与其他药物共用静脉通路。25℃ 以下环境中避光保存。已配制的溶液在冰箱内存放勿超过 24 小时,25℃ 以下可存放 8 小时。

【不良反应】 可出现注射部位出血,如出现严重出血,则应停止溶栓疗法。

(4)纳豆激酶胶囊

【功能主治】 纳豆激酶是一种由纳豆枯草杆菌产生的具有强烈纤溶作用的丝氨酸蛋白酶,与传统的一些溶栓药相比,具有安全性好、成本低、经口服后可迅速入血、纤溶活性强、作用时间长等优点。现代研究认为,纳豆激酶具有抗血栓、降血压、抗菌、抗氧化、预防癌症等多种生理调节功能。每天坚持服用纳豆激酶 200 克就可预防心脑血管意外的发生。

①安全、有效地溶解心脑血栓。

②舒缓血管,清理血管,软化血管,保持血管弹性,以利于维持正常的血压。

③降低胆固醇,降低血脂,使其值维持在正常水平,并防止 LDL 的堆积。

④保护心肌,营养心肌,避免心肌向不可逆的"坏死"期发展。

⑤为心脑血管系统的健康保健提供所需的能量和营养。

⑥增强记忆力、注意力和认知能力。

⑦有助于减轻偏头痛症状。

⑧提供强有效的抗氧化保护和优化整体健康。

⑨促进和增强免疫系统,从而保障健康。

⑩适用人群为心脑血管障碍及高脂血症、高黏血症、高血压、动脉粥样硬化、冠心病、脑血栓、心脑供血不足、卒中后遗症等人群。

【用法用量】 口服,早上服用红色胶囊2～3粒,晚上服用金色胶囊2～3粒,温开水送服。

【疗　效】 服用7天,胸闷心慌、头晕眼花、失眠、手脚发麻僵硬等症状逐渐消失,血压、血脂开始降低。

服用1个月,"三高"降下来。血栓逐渐溶解,血液循环通畅,避免了二次卒中的危险;血压、血脂接近正常值,并且稳定;重症患者麻木的肢体开始稍有知觉。

服用3个月,血管更加富有弹性,管腔逐渐增大,血液供应更加充分;脑部神经得到了有效滋润,原来口齿不清的人,说话能成句了,眼睛有神,感觉肢体有力。

坚持服用,全身的血液得到了一次彻底的清洗,血栓、多余的血脂、粥样斑块被分解,排出体外;动脉血管得到修复,重症患者的运动功能恢复明显(因个人体质及消化功能不同,效果略有差异)。

【不良反应】 尚无报道。

3. 抗血小板药物 血液中的凝血酶和血小板的作用,是血栓形成中相互促进的两个主要环节,因此抗栓治疗主要针对这两个环节,分别称为抗凝治疗和抗血小板治疗。

抗血小板药物主要有阿司匹林、氯吡格雷(波立维)、阿昔单抗、依前列醇(前列环素)、前列腺素E_1等,主要用于稳定型和不稳定型心绞痛,可抑制血小板聚集,避免血栓形成而堵塞血管。阿司匹林为首选药物,维持量为每日50～100毫克顿服。阿司匹林的不良反应是对胃肠道的刺激,因此需晚餐后立即服下,胃溃疡患者要慎用,冠心病患者应坚持长期服用。介入治疗术后应坚持每日口服氯吡格雷75毫克,至少半年。

(1)阿司匹林肠溶片

【功能主治】 阿司匹林肠溶片能抑制下述情况时的血小板黏附和聚集:不稳定性心绞痛(冠状动脉血流障碍所致的心脏疼痛);急性心肌梗死;预防心肌梗死复发;动脉血管手术后(动脉外科手术或介入手术后,如主动脉、冠状动脉支架置入术、搭桥术);预防大脑一过性血流减少(TIA,短暂性脑缺血发作)和已出现早期症状(如面部或手臂肌肉一过性瘫痪或一过性失明)后预防脑梗死。

说明:阿司匹林肠溶片不宜用作镇痛剂。

【用法用量】 本药为肠溶片,必须整片吞服,除了在治疗急性心肌梗死时,为了能快速发挥药效,第一片药应捣碎或嚼碎后服用。主动脉或冠状动脉静脉搭桥术(ACVB)后,开始使用阿司匹林肠溶片最佳时间为术后24小时。服药剂量和方法如下。

不稳定性心绞痛(冠状动脉血流障碍所致的心脏疼痛)时,每日阿司匹林肠溶片的剂量为75~300毫克,建议每日剂量为100毫克(相当于每日1片拜阿司匹灵)。

急性心肌梗死时,每日阿司匹林肠溶片的剂量为100~160毫克,建议每日剂量为100毫克(相当于每日1片拜阿司匹灵)。

预防心肌梗死复发时,建议每日阿司匹林剂量为300毫克(相当于每日3片拜阿司匹灵)。

动脉血管手术后(动脉外科手术或介入手术后,如主动脉或冠状动脉静脉搭桥术、冠状动脉支架置入术),每日阿司匹林剂量为100~300毫克,建议每日剂量为100毫克(相当于每日1片拜阿司匹林)。

预防大脑一过性血流减少(TIA,短暂性脑缺血发作)和已出现早期症状后预防脑梗死,每日阿司匹林剂量为30~300毫克,建议每日剂量为100毫克(相当于每日1片拜阿司匹灵)。

阿司匹林肠溶片应长期使用,使用期限请遵医嘱。

【不良反应】 常见的不良反应为胃肠道反应,如腹痛和胃肠道轻微出血,偶尔出现恶心、呕吐和腹泻。胃出血和胃溃疡以及主要在哮喘患者出现的过敏反应(呼吸困难和皮肤反应)极少见。有报道个别病例出现肝肾功能障碍、低血糖以及特别严重的皮肤病变(多形性渗出性红斑)。小剂量阿司匹林能减少尿酸的排泄,对易感者可引起痛风发作。极少数病例在长期服用阿司匹林肠溶片后由于胃肠道隐匿性出血导致贫血,出现黑便(严重胃出血的症状)。出现眩晕和耳鸣时(特别是儿童和老人)可能为严重的中毒症状。如果出现以上没有列举的可疑不良反应时,请及时告诉医生或药剂师。一旦出现不良反应,应立即停药并通知医生,以便医生能判断不良反应的程度并采取必要的措施。

阿司匹林为什么晚上服用好?

在防治血栓性心脑血管疾病的战场上,阿司匹林最经济、最有效,可以说是首选药物。而要合理使用阿司匹林,最关键的还是要科学服药。简单来说,就是要把握好服药时机,既让阿司匹林造福患者,又将其不良反应降到最低。不过,这个时机并不那么好把握,以下给予介绍。

①是空腹服还是饭后服:大家都知道,阿司匹林对胃肠黏膜有刺激作用,胃溃疡患者不能服用,由此推断的话,饭后再服或和食物一起服用会不会更好?答案依然是否定的。因为将阿司匹林和食物一起服用或者饭后服用,尽管可以减少药物对肠胃的直接刺激作用,但这样的服药方式会延长阿司匹林在胃内的停留时间,反而加重其对胃肠的不良反应。相反,饭前服药这种看似可能加重胃刺激的方式,却能使阿司匹林迅速进入肠道,减少对胃黏膜的刺激,相对来说是更好的选择。其实,现在销售的阿司匹林已经改为肠溶片,这样的话对胃黏膜的刺激作用更小。

②早晨服还是晚上服:阿司匹林早晨服还是晚上服效果最

好,也是患者常常提到的问题。

大家知道,心脑血管发病的"魔鬼时间段"是6～10点,而肠溶阿司匹林进入体内后还需要"热身",一般需要3～4小时才能达到最大有效血液药物浓度,才能发挥最大药效。

从这个时间差来看,选择在上午服用阿司匹林并不科学,因为药物代谢的原因,并不能最有效地帮助患者平安度过"魔鬼时间段"。研究还发现,阿司匹林有温和的降血压作用,对于轻症高血压患者,如果在晚上临睡时服用肠溶阿司匹林,这样既稀释了血液黏稠度,可预防心脑血管血栓性疾病,又可以辅助控制血压,达到一举两得的治疗和预防效果。因此,专家建议,习惯上午服用阿司匹林的患者,最好改到晚上再吃药,那才是最佳的服药时间。

西班牙学者2002年5月在美国高血压学会上报告说:若在睡前服药可使收缩压平均降低7.0毫米汞柱,舒张压降低4.8毫米汞柱。因此认为,有轻、中度高血压而同时服用阿司匹林作为预防冠心病急性发作患者,睡前用药有利于协同降压。

(2)氯吡格雷(波立维)

【功能主治】 适用于有过近期卒中发作史、心肌梗死和确诊外周动脉疾病的患者。该药可减少动脉粥样硬化性事件的发生(如心肌梗死、卒中和血管性死亡)。为冠状动脉支架置入术及搭桥术后常服用的药物。

【用法用量】 推荐剂量为每日75毫克,与或不与食物同服,对于老年患者不需调整剂量。

【不良反应】 紫癜、鼻衄等出血现象,中性白细胞减少/粒细胞减少,胃肠道反应(如腹痛、消化不良、胃炎和便秘),胃及十二指肠溃疡,皮疹和其他皮肤病,腹泻。

冠心病为什么要抗血小板治疗?

冠心病是中老年人的常见病和多发病,包括心绞痛、心肌梗死等,无论是稳定性心绞痛,还是急性冠状动脉综合征,最常用的两种治疗方法是保守药物治疗和介入治疗(PCI 术)。而导致冠心病的冠状动脉粥样硬化斑块可能累及全身多个血管床,冠心病患者往往多支心脏冠状动脉或全身其他部位动脉,都会存在动脉粥样硬化血栓形成性病变。对于这样的高危患者,即使发病后给予及时有效的治疗措施,将来发生第二次缺血性事件的风险也非常大,应采取积极的抗血小板治疗以降低复发风险。

①高危患者首选抗血小板治疗:国内外权威指南都推荐抗血小板治疗,而在冠心病里面急性冠状动脉综合征(ACS)的疾病风险系数较高,患者若不采取及时治疗或治疗不充分,其血管病变后发生再梗概率和累积死亡率都较高,治疗需要争分夺秒。抗血小板药物的使用要在医生的指导下尽早进行,并且贯穿治疗始终。

②为什么要选用抗血小板药物:很多朋友会问,为什么在冠心病的治疗过程中,尤其是急性冠状动脉综合征(ACS)患者,抗血小板药物的使用如此重要?这是因为血小板有不断更新的能力来取代已受抑制的血小板,如果不按时服用抗血小板药物,或擅自停药,再次发病的危险就会反复出现,需要患者谨慎对待。所以,患者无论采取了哪一种手术治疗,都需要将抗血小板药物作为治疗基石,以降低身体其他部位的血栓栓塞风险。另外,患者在出院后,也应听从医生的指导长期服药,进行抗血小板治疗和控制危险因素,要避免因擅自停药而造成病情复发。

③服药该注意什么:抗血小板药物主要有阿司匹林和氯吡格雷。

a. 对于能耐受阿司匹林的患者,建议先给予一次阿司匹林负荷剂量,然后需长期维持,终身服用。对于高危患者来说,双重抗血小板治疗能够更强更好地改善缺血、减少复发风险,因此推荐在阿司匹林基础上,同时给予氯吡格雷 75mg 治疗,建议服用至少

12 个月。而对于不能耐受阿司匹林的患者,建议改为使用氯吡格雷 75mg 治疗,服用时间同样至少需要 12 个月。

b. 在抗血小板治疗过程中,除了剂量和服药时间要注意外,正确的服药方法是很重要的,它能够让药物作用充分发挥。氯吡格雷可以在饭前服用。要提醒大家的是长期服用抗血小板药物有一定出血风险,如果在服用过程中出现胃痛或黑便等现象,应该及时到医院就诊。

c. 在整个药物治疗的过程中,应坚持定期复查,还要评估服药过程中出现的贫血症状和出血危险,以便可以及时调整最适合的治疗方案。

d. 普通人服用阿司匹林弊大于利。据合众国际社 8 月 30 日报道,研究人员在西班牙巴塞罗那举行的欧洲心脏病协会大会上宣布了这一研究成果。他们认为,在现阶段普通人还不适宜服用阿司匹林。"阿司匹林对预防心血管疾病可能有效,但也会引发内出血,并且有些内出血是非常严重的,可能会导致死亡"。

长期以来,阿司匹林一直被作为调节胆固醇和血压水平的药物,许多 50 岁以上的人在服用。阿司匹林基金会的一名负责人表示,只有医生认定的因为肥胖、生活方式、压力或家族历史等原因有患心血管疾病风险的人,才适宜服用阿司匹林。普通人服用阿司匹林请遵医嘱。

4. 抗凝药物 主要有肝素和低分子肝素、水蛭素、华法林等,主要用于不稳定型心绞痛和急性心肌梗死。另外,溶血栓药(链激酶、尿激酶、组织型纤溶酶原激活药等),可溶解冠状动脉闭塞处已形成的血栓,用于急性心肌梗死发作时的及时治疗。

(1)肝素钙

【功能主治】 抗凝血药,可阻抑血液的凝固过程,用于防止血栓的形成。在临床上应用较广泛,可用于各系统疾病时的抗凝治疗。

【用法用量】

①成年人剂量。深部皮下注射:首次 5 000～10 000 单位,以后每 8 小时 5 000～10 000 单位或每 12 小时 10 000～20 000 单位,或根据凝血试验监测结果调整。静脉注射:首次 5 000～10 000 单位,以后每 4 小时 50～100 单位/千克体重,或根据凝血试验监测结果确定。使用前先以氯化钠注射液 50～100 毫升稀释。静脉滴注:每日 20 000～40 000 单位,加入氯化钠注射液 1 000 毫升中 24 小时持续点滴,使用前常先以 5 000 单位静脉注射作为初始剂量。预防性应用:术前 2 小时深部皮下注射 5000 单位,然后每 8～12 小时重复上述剂量,持续 7 日。

②儿童剂量。静脉注射:首次剂量 50 单位/千克体重,然后每 4 小时 50～100 单位/千克体重,或根据凝血试验监测结果调整。静脉滴注:首次 50 单位/千克,然后 50～100 单位/千克体重,每 4 小时 1 次,或按体表面积 10 000～20 000 单位/平方米,24 小时持续静脉滴注,亦可根据部分凝血活酶时间(APTT 或 KPTT)试验结果确定。

③对于心血管外科手术,首次剂量及持续 60 分钟以内的手术用量同成年人常用量。对于弥散性血管内凝血,每 4 小时以 25～50 单位/千克体重剂量持续静脉滴注。若 4～8 小时后病情无好转即应停用。

【不良反应】 局部刺激,可见注射局部小结节和血肿,数日后自行消失。长期用药可引起出血、血小板减少及骨质疏松等,过敏反应较少见。

(2)尿激酶

【功能主治】 本药主要用于血栓栓塞性疾病的溶栓治疗,包括急性广泛性肺栓塞、胸痛 6～12 小时的冠状动脉栓塞和心肌梗死、症状短于 3～6 小时的急性期脑血管栓塞、视网膜动脉栓塞和症状严重的髂-股静脉血栓形成患者。也用于人工心脏瓣膜手术后预防血栓形成、保持血管插管和胸腔及心包腔引流管的通畅等。溶栓的疗效需要后继的肝素抗凝加以维持。

【用法用量】 本药使用前应以生理盐水或5%葡萄糖注射液配制。

①肺栓塞：初始剂量，每次4 400单位/千克体重，以生理盐水或5%葡萄糖注射液配制，以90毫升/小时速度在10分钟内静脉滴注完毕；其后以每小时4 400单位的给药速度，连续静脉滴注2小时或12小时。也可按每千克体重15 000单位以生理盐水配制后经肺动脉推注。必要时，可根据病情调整剂量，间隔24小时重复给药1次，最多使用3次。

②心肌梗死：建议以生理盐水配制后，按6 000单位/分的给药速度冠状动脉连续滴注2小时，滴注前应先行静脉给予肝素2 500～10 000单位。也可将本药200万～300万单位经配制后静脉滴注，45～90分钟滴注完毕。

③外周动脉血栓：以生理盐水配制本药（浓度2 500单位/毫升）按4 000单位/分的给药速度经导管注入血凝块，每2小时夹闭导管1次；可调整注入速度为1 000单位/分，直至血块溶解。

④防治心脏瓣膜置换术后的血栓形成：血栓形成是心脏瓣膜置换术后最常见的并发症之一，可用本药4 400单位/千克体重，用生理盐水配制后10～15分钟静脉滴注完毕。然后以4 400单位/千克体重/小时静脉滴注维持。当心脏瓣膜功能正常后即停止用药；如用药24小时仍无效或发生严重出血倾向应停药。

⑤脓胸或心包积脓：常用抗生素和脓液引流术治疗，常因纤维蛋白形成凝块而阻塞引流管，可在胸腔或心包腔内注入灭菌注射用水配制（5 000单位/毫升）的本药10 000单位到250 000单位，既可保持引流管通畅，又可防止胸膜或心包粘连或形成心包缩窄。

⑥眼科应用：用于溶解眼内出血引起的前房血凝块，使血块崩解，有利于手术取出。常用量为5 000单位用2毫升生理盐水

配制冲洗前房。

【不良反应】 本药临床最常见的不良反应是出血倾向,以注射或穿刺局部血肿最为常见,其次为组织内出血,发生率为5%~11%,多轻微,严重者可致脑出血。本药用于冠状动脉再通溶栓时,常伴随血管再通后出现房性或室性心律失常,发生率高达70%以上。需严密进行心电监护。本药抗原性小,体外和皮内注射均未检测到抗体生成,过敏反应发生率极低。但有报道,曾有少数用过链激酶治疗的患者,使用本药后引发支气管痉挛、皮疹和发热,也可出现头痛、头重、食欲缺乏、恶心、呕吐等胃肠症状。

5.β受体阻滞药 由于β受体阻滞剂能减慢心率,降低血压,减低心肌收缩力,从而降低患者的心肌耗量氧,减少因用力、激动引起的症状性及无症状性心肌缺血的发作,提高患者运动耐量。同时,β受体阻滞药具有抑制交感神经过度活动的作用,减少由此引发的严重的甚至致命的心律失常。在无明显禁忌时,β受体阻滞药是稳定型心绞痛患者的一线用药。对不稳定型心绞痛的患者,可降低急性心肌梗死的发生率,是非抗血小板治疗的首选药物,与硝酸酯类药物合用效果更佳。急性心肌梗死患者使用可降低死亡率,也是心肌梗死后及介入治疗后应长期坚持服用的药物。常用药物有:美托洛尔、普萘洛尔、阿替洛尔、比索洛尔和兼有α受体阻滞作用的卡维地洛、阿罗洛尔等。上述药物可选用其中一种。

(1)美托洛尔(倍他乐克)

【功能主治】 用于治疗高血压、心绞痛、心肌梗死、肥厚型心肌病、主动脉夹层、心律失常、甲状腺功能亢进、心脏神经官能症、心力衰竭等,应在医生指导下使用。

【用法用量】 口服或静注。

①高血压:每次100~200毫克,每日2次。

②急性心肌梗死:主张在早期,即最初的几小时内使用,因为即刻使用在未能溶栓的患者中可减小梗死范围、降低短期(15天)死亡率(此作用在用药后24小时即出现)。在已经溶栓的患者中可降低再梗死率与再缺血率,若在2小时内用药还可以降低死亡率。一般用法:可先静脉注射美托洛尔每次2.5~5毫克(2分钟内),每5分钟1次,共3次,总剂量为10~15毫克。15分钟后开始口服,每次25~50毫克,每6~12小时1次,共24~48小时,然后每次50~100毫克,每日2次,口服。

③不稳定性心绞痛:也主张早期使用,用法与用量可参照急性心肌梗死。急性心肌梗死发生心房颤动时若无禁忌可静脉使用美托洛尔,其方法同上。心肌梗死后若无禁忌应长期使用,因为已经证明这样做可以降低心源性死亡率,包括猝死。一般每次50~100毫克,每日2次,口服。在治疗心绞痛、心律失常、肥厚型心肌病、甲状腺功能亢进等病症时,一般每次25~50毫克,每日2~3次,或每次100毫克,每日2次,口服。

④心力衰竭:应在使用洋地黄和(或)利尿药等抗心力衰竭的治疗基础上使用本药。初始剂量,每次6.25毫克,每日2~3次,口服;以后视临床情况每数日至一周每次增加6.25~12.5毫克,每日2~3次,口服;最大剂量可用至每次50~100毫克,每日2次,口服。最大剂量每日不应超过300~400毫克。

【不良反应】 心血管系统:心率减慢、传导阻滞、血压降低、心力衰竭加重、外周血管痉挛导致的四肢冰冷或脉搏不能触及、雷诺征。因脂溶性及较易透入中枢神经系统,故该系统的不良反应较多,疲乏和眩晕占10%,抑郁占5%,其他有头痛、多梦、失眠等;偶见幻觉。消化系统:恶心、胃痛、便秘<1%、腹泻占5%,但不严重,很少影响用药。其他:气急、关节痛、瘙痒、腹膜后腔纤维变性、听觉障碍、眼痛等。

（2）普萘洛尔（心得安）

【功能主治】

①作为二级预防，降低心肌梗死死亡率。

②高血压（单独或与其他抗高血压药合用）。

③劳力型心绞痛。

④控制室上性快速心律失常、室性心律失常，特别是与儿茶酚胺有关或洋地黄引起的心律失常。可用于洋地黄疗效不佳的心房扑动、心房颤动心室率的控制，也可用于顽固性期前收缩，改善患者的症状。

⑤减低肥厚型心肌病流出道压差，减轻心绞痛、心悸与昏厥等症状。

⑥配合 α 受体阻滞药用于嗜铬细胞瘤患者控制心动过速。

⑦用于控制甲状腺机能亢进症的心率过快，也可用于治疗甲状腺危象。

【用法用量】

①高血压：口服，初始剂量，每次 10 毫克，每日 3～4 次，可单独使用或与利尿药合用。剂量应逐渐增加，每日最大剂量 200 毫克。

②心绞痛：口服，初始时剂量，每次 5～10 毫克，每日 3～4 次；每 3 日可增加 10～20 毫克，可渐增至每日 200 毫克，分 3～4 次口服。

③心律失常：每日 10～30 毫克，分 3～4 次，饭前、睡前口服。

④心肌梗死：每日 30～240 毫克，分 2～3 次，口服。

⑤肥厚型心肌病：每次 10～20 毫克，每日 3～4 次，口服。按需要及耐受程度调整剂量。

⑥嗜铬细胞瘤：每次 10～20 毫克，每日 3～4 次，口服。术前用 3 天，一般应先用 α 受体阻滞药，待药效稳定后加用普萘洛尔。

【不良反应】 可出现眩晕、神志模糊（尤见于老年人）、精神抑郁、反应迟钝等中枢神经系统不良反应，以及头昏（低血压所致）、心率过慢（<50 次/分钟）、支气管痉挛、呼吸困难、充血性心力衰竭、发热、咽痛（粒细胞缺乏）、皮疹（过敏反应）、出血倾向（血小板减小）等；不良反应持续存在时，须格外警惕雷诺征样四肢冰冷、腹泻、倦怠、口眼或皮肤干燥、恶心、指趾麻木、异常疲乏等。

为什么说 β 受体阻滞药对冠心病患者有益？

大量的临床试验和资料表明，长期服用 β 受体阻滞药对冠心病患者是有益的。

①心绞痛：β 受体阻滞药是治疗劳力性心绞痛的重要药物，但对变异型心绞痛应属禁忌。

②心肌梗死：对于急性心肌梗死伴心率快、血压较低、血中儿茶酚胺增高患者，β 受体阻滞药对限制梗死范围扩展和防止心律失常是有效的。如果在心肌梗死后数小时内应用 β 受体阻滞药，可降低非致命性再梗死和再发心肌缺血的可能性。应用 β 受体阻滞药可使心肌梗死后心源性猝死减少约 20%，而这种作用的发挥与用药的时间无关。具有以下情况的心肌梗死患者，可从长期 β 受体阻滞药治疗中获得益处。

a. 左室功能不全。

b. 持续心肌缺血，如心绞痛，心肌梗死后负荷试验异常，供应存活心肌的冠状动脉有严重狭窄。

c. 某些心律失常。

d. 有 β 受体阻滞药可治疗的合并症，如高血压、室上性心动过速、焦虑等。

③高血压：β 受体阻滞药是治疗高血压的一线药物，适用于交感神经亢进型及高肾素型高血压，也适用于合并心绞痛的患者。

④心律失常：β 受体阻滞药对房性期前收缩、室性期前收缩，尤其对与交感神经兴奋有关的心律失常有效。

6. 钙离子拮抗药 主要作用为抑制或减少冠状动脉血管痉

挛,抑制心肌收缩,扩张外周阻力血管及冠状动脉,降低心肌耗氧量及增加冠状动脉血流,减慢心率。一般耐受好,能增加患者耐力及缓解症状,可用于稳定型心绞痛的治疗和冠状动脉痉挛引起的心绞痛。一般认为与β受体阻滞药具有相同的效果,特别适用于某些有β受体阻滞药禁忌的情况,例如支气管哮喘、慢性气管炎及外周血管疾病等。常用药物有:维拉帕米、硝苯地平(心痛定)、硝苯地平控释剂(拜新同)和缓释剂(络活喜)、地尔硫䓬(合心爽)等。

(1)硝苯地平(心痛定)

【功能主治】 心绞痛(变异型心绞痛、不稳定型心绞痛、稳定型心绞痛),高血压(单独或与其他降压药合用)。

【用法用量】

①硝苯地平的剂量应视患者的耐受性和对心绞痛的控制情况逐渐调整,过量服用可导致低血压。

②从小剂量开始服用,一般初始剂量,每次 10 毫克,每日 3 次,口服;常用维持剂量,每次 10~20 毫克,每日 3 次,口服。部分有明显冠状动脉痉挛的患者,可用至每次 20~30 毫克,每日 3~4 次,口服。最大剂量每日不宜超过 120 毫克。如果病情紧急,可每次嚼碎服或舌下含服 10 毫克,根据患者对药物的反应,决定再次给药。

③通常调整剂量需 7~14 天。如果患者症状明显,病情紧急,剂量调整期可缩短。根据患者对药物的反应、症状发作的频率和舌下含化硝酸甘油的剂量,可在 2 天内将硝苯地平的用量从每次 10~20 毫克调整至每次 30 毫克,每日 3 次,口服。

④在严格监测下的住院患者,可根据心绞痛或缺血性心律失常的控制情况,每隔 4~6 小时增加 1 次,每次 10 毫克。

【不良反应】 常见服药后出现外周水肿(外周水肿与剂量相关,每日服用 60 毫克时的发生率为 4%,每日服用 120 毫克时的发生率为 12.5％）；头晕、头痛、恶心、乏力和面部潮红（10％）。一过性低血压（5％）与剂量相关，多不需要停药，或在剂量减少后血压可恢复正常。

硝苯地平为什么称为家庭良药？

硝苯地平也称心痛定，系钙离子拮抗药，临床上多用于冠心病以及心血管急症治疗。心痛定因具有松弛平滑肌、扩张冠状动脉之功能，故可缓解多种急症，且服用方便，不良反应小，乃是家庭必备的应急良药。

①偏头痛：发作时，可将心痛定 10～20 毫克咬碎，舌下含服，有良好止痛效果。

②痛经：在经前 3～5 天或有前期症状时服心痛定 10 毫克，每日 3 次，连服 1 周，3 个月为 1 个疗程。

③哮喘：发作时舌下含服心痛定 10～20 毫克，可明显改善呼吸困难等症状。

④打嗝：可用心痛定 10 毫克舌下含服，每 2～3 小时 1 次，含服 1～3 次，呃逆明显减轻或消失。

⑤心绞痛：用心痛定 10 毫克舌下含服，可减轻心绞痛症状。

⑥高血压急症：患者出现头痛、恶心、呕吐、血压升高且伴心悸、气急、意识不清等症状时，可立即舌下含服心痛定 10 毫克，一般 10～15 分钟后血压即明显下降，为送医院抢救争取了时间。

⑦急性胃肠痉挛性疾病：胆绞痛、肾绞痛发作时，将心痛定 10～20 毫克置舌下含服或用温开水送服，因心痛定既能松弛平滑肌，又能降低胃肠内压，故有较好的解痉止痛作用。

⑧贲门痉挛：出现咽食困难、胸骨后疼痛等症状，发作时舌下含服心痛定 10 毫克，数分钟后可缓解症状。

此外，心痛定对尿失禁、冻疮、先兆流产、消化性溃疡等疾病也有一定急救作用。

（2）硝苯地平控释剂（拜新同）

【功能主治】　高血压、冠心病、慢性稳定型心绞痛（劳累性心绞痛）。

【用法用量】　应尽可能按个体情况服药。依据患者的临床情况，给予不同的基础用药剂量。肝功能损伤患者应仔细监控，重症患者减少用药剂量。除非特殊医嘱，成年人推荐下列剂量。

高血压：每次 30 毫克（1 片），每日 1 次，口服；或每次 60 毫克（1 片），每日 1 次，口服。

冠心病：慢性稳定型心绞痛（劳力性心绞痛），每次 30 毫克（1 片），每日 1 次，口服；或每次 60 毫克（1 片），每日 1 次，口服。通常治疗的初始剂量为每日 30 毫克。疗程：用药时间应由医生决定。用药方法：吞服，服药时间不受就餐时间的限制。请勿咬、嚼、掰断药片。活性成分被吸收后，空药片完整地经肠道排出。

【不良反应】　以下情况发生率在 1% 到 10% 之间：整个身体，虚弱（疲劳）、水肿；心血管系统，末梢性水肿、血管扩张（面红、热感）、心悸；消化系统，便秘；神经系统，眩晕。以下情况发生率在 0.1% 到 1% 之间：整个身体，腹痛、胸痛、腿痛、不适、疼痛；心血管系统，低血压、体位性低血压、晕厥、心动过速；消化系统，腹泻、口干、消化不良、腹胀、恶心；肌肉骨骼系统，腿部肌肉痉挛；神经系统，失眠、紧张、感觉异常、嗜睡、眩晕；呼吸系统，呼吸困难；皮肤及其附属结构，瘙痒、皮疹；泌尿生殖系统，夜尿、多尿。以下情况发生率在 0.01% 到 0.1% 之间：整个机体，过敏反应、胸骨后疼痛、寒战、面部水肿、发热；心血管系统，心胶痛（不稳定型除外）、心脏不适；消化系统，厌食、嗳气、胃肠道不适、牙龈炎、牙龈增生、GGT 升高、肝功能异常、呕吐；肌肉骨骼系统，关节痛、关节不适、肌肉痛；神经系统，感觉迟钝、睡眠异常、震颤；呼吸系统，鼻出血；皮肤及其附属结构，血管神经性水肿、多形性皮疹、脓疱疹、出汗、荨麻疹、大疱疹；特殊感觉，视觉异常、眼部不适、眼痛；泌尿生殖系统,排尿困难、尿频。

（3）氨氯地平（络活喜）

【功能主治】 高血压及心绞痛。

【用法用量】 治疗高血压和心绞痛的初始剂量约为每次 5 毫克,每日 1 次,口服;根据患者的临床反应,可将剂量增加,最大可增至每次 10 毫克,每日 1 次,口服;本药与噻嗪类利尿药、β 受体阻滞药和血管紧张素转换酶抑制药合用时不需调整剂量。

【不良反应】 患者对本品能很好地耐受。较常见的不良反应是头痛、水肿、疲劳、失眠、恶心、腹痛、面红、心悸和头晕。较为少见的不良反应为瘙痒、皮疹、呼吸困难、无力、肌肉痉挛和消化不良。与其他钙离子拮抗药相似,极少有心肌梗死和胸痛的不良反应报道,而且这些不良反应不能与患者本身的基础疾病明确区分,尚未发现与本药有关的实验室检查参数异常。

（4）地尔硫䓬（合心爽、心泰）

【功能主治】 冠状动脉痉挛引起的心绞痛和劳力型心绞痛、高血压、肥厚性心肌病。

【用法用量】 口服,初始剂量为每次 60～120 毫克（2～4 片）,每日 2 次,平均剂量为每日 240～360 毫克。

【不良反应】 常见的不良反应:水肿、头痛、恶心、眩晕、皮疹、无力。

少见的不良反应（<1%）:心血管系统,心绞痛、心律失常、房室传导阻滞、心动过缓、束支传导阻滞、充血性心力衰竭、心电图异常、低血压、心悸、晕厥、心动过速、室性期前收缩。神经系统,多梦、健忘、抑郁、步态异常、幻觉、失眠、神经质、感觉异常、性格改变、嗜睡、震颤。消化系统,厌食、便秘、腹泻、味觉障碍、消化不良、口渴、呕吐、体重增加,以及碱性磷酸酶、乳酸脱氢酶、谷草转氨酶、谷丙转氨酶轻度升高。皮肤,瘀点、光敏感、瘙痒、荨麻疹。

7. 血管紧张素转换酶抑制药/醛固酮受体拮抗药 此类药物

能够保护心血管、减轻冠状动脉内皮损伤,具有抗炎、促进血管扩张、抗血栓、抗凝集等作用。对于急性心肌梗死或近期发生心肌梗死合并心功能不全的患者,尤其是那些使用β受体阻滞药和硝酸甘油不能控制缺血症状的高血压患者,应当使用此类药物。常用药物有:卡托普利、依那普利、贝那普利、雷米普利、福辛普利等。但用药过程中要注意防止血压偏低,如果出现明显的干咳等不良反应,可改用醛固酮受体拮抗药(沙坦类)。

(1)卡托普利

【功能主治】 高血压、心力衰竭、心脑血管疾病。

【用法用量】 本药属于短效血管紧张素转换酶抑制药,视病情或个体差异而定,宜在医生指导或监护下服用,给药剂量须遵循个体化原则,按疗效而予以调整。

成年人常用量:高血压,口服,每次 12.5 毫克(1 片),每日 2～3 次,按需要 1～2 周内增至每次 50 毫克(4 片),每日 2～3 次,疗效仍不满意时可加用其他降压药;心力衰竭,初始口服,每次 12.5 毫克(1 片),每日 2～3 次,必要时逐渐增至每次 50 毫克(4 片),每日 2～3 次,若需进一步加量,宜观察疗效,2 周后再考虑;对近期大量服用利尿药,处于低钠/低血容量,而血压正常或偏低的患者,初始剂量宜每次 6.25 毫克(半片),每日 3 次,口服。以后通过测试逐步增加至常用量。

小儿常用量:高血压与心力衰竭,初始按每次 0.3 毫克/千克体重,每日 3 次,口服;必要时,每隔 8～24 小时每次增加 0.3 毫克/千克体重,求得最低有效量。

【不良反应】 较常见的有:皮疹,可伴有瘙痒和发热,常发生于治疗开始 4 周内,呈斑丘疹或荨麻疹,减量、停药或给抗组胺药后消失,7%～10%伴嗜酸性粒细胞增多或抗核抗体阳性;以及心悸、心动过速、胸痛、咳嗽、味觉迟钝。较少见的有:蛋白尿,常发生于治疗开始 8 个月内,其中 1/4 出现肾病综合征,但蛋白尿在 6

个月内渐减少,疗程不受影响,多由眩晕、头痛、昏厥、低血压引起,尤其在缺钠或血容量不足时。血管性水肿,多见于面部及四肢,也可引起舌、声门或喉血管性水肿,以及心率快而不齐、面部潮红或苍白。白细胞与粒细胞减少,有发热、寒战,白细胞减少与剂量相关,治疗开始后 3～12 周出现,以 10～30 天最显著,停药后持续 2 周。伴有肾衰竭者应提高警惕,同服别嘌呤醇可增加此种危险。

(2)依那普利

【功能主治】 本药属于中效血管紧张素转换酶抑制药,适用于治疗原发性高血压及其他心脑血管疾病。

【用法用量】 口服,初始剂量为每日 5～10 毫克,分 1～2 次服用,肾功能严重受损患者(肌酐清除率低于 30 毫升/分)为每日 2.5 毫克。根据血压水平,可逐渐增加剂量,一般有效剂量为每日 10～20 毫克,每日最大剂量一般不宜超过 40 毫克。本药可与其他降压药特别是利尿药合用,降压作用明显增强,但不宜与潴钾利尿药合用。

【不良反应】 可有头昏、头痛、嗜睡、口干、疲劳、上腹不适、恶心、心悸、胸闷、咳嗽、面色潮红、皮疹和蛋白尿等。必要时减量,如果出现白细胞减少,需停药。

(3)贝那普利(洛丁新)

【功能主治】 本药属于长效血管紧张素转换酶抑制药,是治疗高血压的首选药物,疗效确切,不良反应轻,肝肾功能不全患者使用安全,同时对心脏病、糖尿病、肾脏疾病亦有疗效。盐酸贝那普利作为血管紧张素转换酶抑制药(ACEI),是世界卫生组织和中国高血压防治指南共同推荐的抗高血压一线用药。在抗高血压治疗中,对保护心脑肾,防止心力衰竭、肾衰竭及脑卒中的发生起到越来越重要的作用。适用于高血压(可单独应用或与其他降压药如利尿药合用)、心功能不全(可单独应用或与强心药、利尿药同用)。

【用法用量】 成年人用量。降压:未服用利尿药患者,初始推荐剂量为每次 10 毫克,每日 1 次,口服;已服用利尿药患者(严重和恶性高血压除外),用本药前应停用利尿药 2～3 日,小剂量给药,在观察下小心增加剂量。如每日给药 1 次不能满意控制血压,可增加剂量或分 2 次给药,维持量可达每日 20～40 毫克。肾功能不全或有水、钠丢失患者,初始剂量为每次 5 毫克,每日 1 次,口服。心功能不全:初始推荐剂量为每次 5 毫克,每日 1 次,口服,首次服药需监测血压。维持量可用每次 5～10 毫克,每日 1 次,口服。严重心功能不全患者较轻中度心功能不全患者需更小的剂量,儿童用量尚无研究资料。

【不良反应】 较常见的有:头痛、头晕、疲乏、嗜睡、恶心、咳嗽。最常见的有头痛、咳嗽。较少见的有:症状性低血压、体位性低血压、晕厥、心悸、周围性水肿、皮疹、皮炎、便秘、胃炎、焦虑、失眠、感觉异常、关节痛、肌痛、哮喘等。血管神经性水肿较为罕见。

(4)氯沙坦钾片(科素亚)

【功能主治】 本药为转换酶受体抑制药,适用于原发性高血压,对心脑肾具有保护作用。

【用法用量】 本药可同其他抗高血压药物合用,可与或不与食物同时服用。对大多数患者,通常初始和维持剂量为每次 50 毫克,每日 1 次,口服。治疗 3 至 6 周可达到最大降压效果。在部分患者中,剂量增加到每次 100 毫克,每日 1 次,口服,可产生进一步的降压作用。对血容量不足的患者(例如应用大剂量利尿药治疗的患者),可考虑起始剂量为每次 25 毫克,每日 1 次,口服。对老年患者或肾损害患者包括透析的患者,不必调整初始剂量。对有肝功能损害病史的患者,应考虑使用较低剂量。

【不良反应】 临床试验发现本药耐受性良好,不良反应轻微且短暂,一般不需终止治疗,应用本药总的不良反应发生率与安慰剂类似。

在对原发性高血压的临床对照研究中,不良反应发生率≥1%与药物有关,发生率比安慰剂高的唯一不良反应是头晕。另外,不足1%的患者发生与剂量有关的体位性低血压。尽管皮疹在对照临床试验中的发生率较安慰剂低,但也有个别报导。在这些原发性高血压的临床双盲对照研究中,应用本药后,不论是否与药物有关,发生率在1%及以上的不良反应除上述不良反应外,临床研究中至少两个患者/受试者,发生潜在的严重不良反应或发生率<1%的其他不良反应如下,不能确定这些不良反应是否与药物有因果关系。全身:面部水肿、发热、体位性低血压、昏厥;心血管系统:心绞痛、Ⅱ度房室传导阻滞、心血管意外、低血压、心肌梗死,心律不齐,包括心房颤动、心悸、窦性心动过缓、心动过速、室性心动过速、心室颤动;消化系统:食欲减退、便秘、牙痛、口干、胃肠胀气、胃炎、呕吐;血液系统:贫血;代谢:痛风;骨骼肌肉系统:臂痛、髋部疼痛、关节肿胀、膝痛、骨骼肌痛、肩痛、僵硬、关节痛、关节炎、纤维肌痛、肌无力;神经/精神系统:焦虑、共济失调、意识模糊、抑郁、梦异常、感觉迟钝、性欲降低、记忆力减退、偏头痛、神经过敏、感觉异常、外周神经病、恐惧症、睡眠异常、嗜睡、震颤、眩晕;呼吸系统:呼吸困难、支气管炎、咽部不适、鼻出血、鼻炎、呼吸系统充血;皮肤:脱发、皮炎、皮肤干燥、瘀斑、红斑、潮红、光敏感、瘙痒、皮疹、出汗、荨麻疹;特殊感觉:视力模糊、眼睛烧灼感和刺痛感、结膜炎、味觉异常、耳鸣、视敏度下降;泌尿生殖系统:阳痿、夜尿症、尿频、尿路感染。

临床常用的还有厄贝沙坦、缬沙坦、替米沙坦等,替米沙坦是新一代更强效的ARB类降压药。

为什么说血管紧张素转换酶抑制药对心脑肾有保护作用?

众多的治疗心血管病药物中,血管紧张素转换酶抑制药(ACEI)是一个非常优秀的品种,一方面应用范围广泛,另一方面作用效果非常显著,造福了无数患者。

①血管紧张素Ⅱ的来源与出路:肾脏是由无数个肾单位组成的,每个肾单位又由肾小球和肾小管组成,肾小球有入球小动脉和出球小动脉。在肾小球入球小动脉的特殊细胞(医学上称球旁细胞)分泌肾素,肾素可使肝脏合成的血管紧张素原生成血管紧张素Ⅰ,血管紧张素Ⅰ在一个特殊酶的作用下转变成血管紧张素Ⅱ,这个酶就叫血管紧张素转换酶,是一种生物化学反应的催化剂。血管紧张素Ⅱ是体内一种活性很强的物质,其作用包括三方面:第一,使小动脉平滑肌收缩,外周血管阻力增加。第二,刺激肾上腺一个叫皮质球状带的部位分泌醛固酮,醛固酮是保钠保水的物质,继而引起血容量增加。以上两方面的作用共称为肾素-血管紧张素-醛固酮系统。第三,兴奋交感神经系统,使去甲肾上腺素分泌增加,使血管收缩。以上三方面作用导致血压升高。再通过复杂的变化,血管紧张素Ⅱ变成血管紧张素Ⅲ,并使生物活性作用减弱或消失。

②血管紧张素Ⅱ对心脑肾的影响:众所周知,高血压是心血管疾病的危险因素,血压越高,心脑肾损害越严重。血管紧张素Ⅱ在正常情况下对维持血压有良好的作用;但是在病理情况下,产生过多时会引起血压升高,从而导致心脑肾的损害,那么为什么会损害心脑肾呢?原因之一是上述机制导致血压升高,从而引起心脑肾损害;原因之二是血管紧张素Ⅱ本身是一种可以通过复杂的机制直接导致左心室肥厚的因子,左心室肥厚又是独立的心脏病危险因素,从而导致心力衰竭和冠心病等心血管疾病的发生和发展,危害人们的健康。

③血管紧张素转换酶抑制药对心脑肾的保护:不难看出,血管紧张素转换酶能使血管紧张素Ⅰ转变成血管紧张素Ⅱ。那么这个酶被抑制后会大大减少血管紧张素Ⅱ的生成,使上述不利作用减弱。

血管紧张素转换酶抑制药具有保护肾脏的作用,特别是糖尿病高血压患者,由于入球小动脉的压力增高,进入的血流也多(高灌注),必然导致肾小球的高滤过状态,这就是人们常说的"三高"现象。若使血管紧张素Ⅱ生成减少,就能起到保护肾功能的作用。另外,血管紧张素转换酶抑制药还通过复杂的机制,使尿蛋白排出减少,保护肾功能。

　　研究证明,血管紧张素转换酶抑制药能够逆转左心室肥厚,对预防心力衰竭等心血管疾病有重要作用。对于心力衰竭的患者,这类药物能够改善患者的预后,也就是人们常说的延长寿命;能改善冠心病、心肌梗死患者的心肌重构;保护缺血心肌,减轻心肌损伤所致的心律失常,从而改善患者的预后。因此,血管紧张素转换酶抑制药是当前保护心脏的重要药物之一。

　　④常用的血管紧张素转换酶抑制剂类药物:包括卡托普利(开博通)、依那普利、雷米普利(瑞泰)、贝那普利(洛汀新)、福辛普利(蒙诺)、西拉普利(一平苏)、培哚普利(雅施达)等。

　　⑤临床应用:高血压,血管紧张素转换酶抑制药广泛用于治疗各种高血压,有很好的靶器官(心、脑、肾)保护作用。心力衰竭,血管紧张素转换酶抑制药可显著降低心力衰竭患者的死亡率,提高心功能、运动耐量和生活质量。急性心肌梗死,血管紧张素转换酶抑制药可以减少心肌梗死面积,减少心肌梗死后发展为心力衰竭的机会。冠心病,血管紧张素转换酶抑制药可减少心室重构,稳定粥样斑块,减少心肌梗死机会。糖尿病肾病,糖尿病患者很容易出现蛋白尿、肾脏病变,血管紧张素转换酶抑制药可减少糖尿病肾病的发生机会。慢性肾病,可减少蛋白尿,保护肾功能,延缓肾功能不全进展到尿毒症的进程。预防脑卒中复发,脑卒中以后的患者使用血管紧张素转换酶抑制药,可减少再次脑卒中的机会。

　　8. 降血脂药物　调脂治疗是指对高密度脂蛋白、胆固醇、三酰甘油这三个指标进行调节,以提高高密度脂蛋白,降低胆固醇和三酰甘油,从而稳定冠状动脉病变处脂质斑块,防止其破裂及继续增大,甚至使脂质斑块消减。因此,适用于所有冠心病患者。冠心病患者应当改变不良的生活习惯,戒烟,低脂饮食,减轻体重,适当运动,常规检测血胆固醇水平。对伴有高脂血症的患者,在改变生活习惯基础上给予调脂治疗。

(1)他汀类药物

【概　述】　他汀类药物是羟甲基戊二酰辅酶 A(HMG-CoA)还原酶抑制药,此类药物通过竞争性抑制内源性胆固醇合成限速酶 HMG-CoA 还原酶,阻断细胞内羟甲基戊酸代谢途径,使细胞内胆固醇合成减少,从而反馈性刺激细胞膜表面(主要为肝细胞)低密度脂蛋白(LDL)受体数量和活性增加,使血清胆固醇清除增加、水平降低。常用药物有:洛伐他汀、普伐他汀、辛伐他汀、氟伐他汀、阿托伐他汀、瑞普伐他汀等。

【功能分类】

①他汀类药物还可抑制肝脏合成载脂蛋白 B-100,从而减少富含三酰甘油、脂蛋白的合成和分泌。他汀类药物分为天然化合物(如洛伐他丁、辛伐他汀、普伐他汀、美伐他汀)和完全人工合成化合物(如氟伐他汀、阿托伐他汀、西立伐他汀、罗伐他汀),是最为经典和有效的降脂药物,广泛应用于高脂血症的治疗。

②他汀类药物除具有调节血脂作用外,在急性冠状动脉综合征患者中,早期应用能够抑制血管内皮的炎症反应,稳定粥样斑块,改善血管内皮功能,延缓动脉粥样硬化程度,有抗炎、保护神经和抗血栓等作用。

③辛伐他汀是洛伐他汀的甲基化衍化物。美伐他汀又称康百汀,药效弱而不良反应多,未用于临床,主要用于制备它的羟基化衍化物普伐他汀。

【主要特点】

①洛伐他汀和辛伐他汀口服后,要在肝脏内将结构中的内酯环打开,才能转化成活性物质。

②相对于洛伐他汀和辛伐他汀,普伐他汀本身为开环羟酸结构,在人体内不需转化即可直接发挥药理作用,且该结构具有亲水性,不易弥散至其他组织细胞,极少影响其他外周细胞内的胆固醇合成。

③除氟伐他汀外,本类药物吸收不完全。除普伐他汀外,大多与血浆蛋白结合率较高。

【功效及作用】 应用他汀类药物能降低冠心病急性发作的相对危险性达30%~35%,除了能显著降低胆固醇和低密度脂蛋白以外,还能轻度升高高密度脂蛋白并降低三酰甘油。市场上出售的他汀类药物除血脂康(洛伐他汀)外,大多是进口产品,如普拉固(普伐他汀)、舒降之(辛伐他汀)、来适可(氟伐他汀)、力必妥(阿托伐他汀)。它们的调脂作用主要通过减少胆固醇合成、增加低密度脂蛋白受体,使胆固醇和低密度脂蛋白降低。此外,他汀类药物还具有调脂作用以外的心血管保护作用,尤其对降低急性冠状动脉综合征(急性心肌梗死、不稳定型心绞痛等)有良好作用,其机制与稳定斑块、减少炎症细胞聚集、改善血管内皮功能、防止平滑肌细胞增生和内移、抗血小板聚集、降低纤维蛋白等有关。

【用法用量】 详见各类药物说明书,但要注意以下几点。

①医生给患者应用他汀类药物之前及随诊期间,应仔细向患者询问:服药后是否有肌肉疼痛、触痛及肌张力的改变,并注意监测患者的肌酸激酶(CK)及其同功酶(CKMM),如果发现肌酸激酶(CK)高于正常值10倍(正常值为20~200),要及时停用任何他汀类药物。

②关于他汀类药物剂量,应强调饮食控制及应用他汀类药物

防治高胆固醇,当胆固醇达到正常值后,医生可为患者找出合适的剂量,不宜轻易提高他汀类药物剂量。

③每一位医生均应认识到,对待任何药物,除应观察其有利的一面,还要密切注意不良反应,而不要等到出现了严重后果才警醒。每个人有其基因特点:某个药对甲有效、不良反应小,但对乙可能无效,甚至导致过敏或其他不良反应。

(2)吉非贝齐

【适应证】 适用于原发性和继发性脂蛋白血症,如血胆固醇增高、血三酰甘油增高、混合血脂增高。糖尿病引起血脂过高,血脂过高引起黄瘤以及冠心病等。

【用量用法】 国外推荐剂量每日 1.2 克,分 2 次于早、晚餐前半小时口服或遵照医嘱。国内试用每次 300 毫克,每日 3 次,口服。常规使用:每次 0.3~0.6 克,每日 2 次,口服;另有一部分患者需增加剂量到每日 1.5 克才有效。

【不良反应】 可有胃肠道反应,如腹痛、胃肠不适等,通常不严重而不用停药。偶有一过性无症状转氨酶升高,但在停药后可恢复正常。孕妇应慎用。患者应定时做凝血酶原测定。

冠心病患者为什么要强调降脂治疗?

著名心血管专家、中国医师协会循证医学专业委员会主任委员胡大一教授,接受人民网记者专访时,介绍了心血管疾病治疗的新趋势,他说:"冠心病高危者强化降脂的时代已经到来。"并在 2005 年 11 月 15 日召开的"美国心脏协会"学术大会上,公布了人们期盼的高危人群强化降脂的一项重要试验 IDEAL(强化降脂进一步减少临床终点试验)的结果,研究结果证明低密度脂蛋白降得越低越好。冠心病患者不但要早用药,还要强化降脂。胡教授强调,冠心病高危患者强化降脂,一定要对人群进行分类,什么是强化降脂、目标人群是什么、剂量是多少、安全性怎么样,这些一定要明确。

第一,强化降脂人群一定要是高危人群。那么,什么是高危人群呢?首先是有冠心病和心绞痛等危症的患者,如临床诊断心肌梗死的,做过搭桥、支架、介入治疗的患者;有典型心绞痛,即男性做运动实验、做心电图可以证实的,女性做过造影证明是有心绞痛的。所有的冠心病患者都是高危的,如果不进行干预,包括他汀类药物的干预,十年内会有 20% 的患者复发,不管搭桥、介入做得多成功。

冠心病等危症患者,如糖尿病患者,虽然没有得过心肌梗死,但是得过其他血管疾病,比如腹主动脉瘤,得过有症状的颈动脉斑块,得过脑卒中,以及有多重诱发因素的人,比如吸烟、喝酒、血脂高、55 岁以上的男性。这些人必须要进行强化降脂。

还有极高危的患者。如糖尿病、心肌梗死,这些患者十年内再次心肌梗死的机会是 8%。其次就是急性冠状动脉综合征,也应强化降脂。得过心肌梗死、做过搭桥术,危险因素不能纠正,比如说吸烟又不愿意戒烟,或者是戒不了的,得过心肌梗死又有代谢综合征的,这都属于极高危人群。

第二,强化降脂的目标是什么?

①高危患者,包括冠心病和心绞痛等危症,胆固醇至少要降到 100 毫克/分升以下,相当于 2.6 毫摩/升。

②极高危的患者,如做了搭桥不戒烟,或者是急性冠状动脉综合征,如果有可能,应该把低密度脂蛋白降到 70 毫克/分升以下,相当于 2.0 毫摩/升。

③高危的患者在使用他汀类药物前,不管低密度脂蛋白的水平是多高,在基线水平上,经过他汀类药物治疗后,应将幅度降低 30%~40%。

第三,临床他汀类药物使用应该多大剂量?

他汀类药物剂量使用大了会有不良反应,至少转氨酶会增加多一些,还有成本高。临床实验都是用的 80 毫克的立普妥(阿托伐他汀),那么我们强化降脂是不是也都用 80 毫克的他汀呢？这是一个误解,实际上把基线胆固醇降低 30%～40%,使用阿托伐他汀如立普妥 10～20 毫克就可以了。希腊做的一个临床研究,使用立普妥从 10 毫克开始,逐渐递增,可使 70% 的患者达标,使用立普妥平均剂量 20 毫克,就可使 96% 的患者达标,并不需要很大的成本。立普妥上市就有 20 毫克的剂量,中国人的剂量就是 10～20 毫克,应该说对多数患者是适应的,这个剂量无论是成本还是安全性都很好。曾对 378 个患者进行观察,增长到 20 毫克跟 10 毫克相比,没有看到转氨酶增高,也没有看到任何的危险。

辛伐他汀是 20～40 毫克,氟伐他汀是 80 毫克,还有普伐他汀,没有具体的数字,但是至少需要 40 毫克。这种剂量是非常一般的剂量,不是说都要用到 80 毫克(针对家族性的除外)。平均剂量是 10～20 毫克的立普妥和辛伐他汀,安全性也是非常好的。

胡教授指出,还应该纠正一种临床上的误解。在我们国内,只要提他汀类药物,基层医生和患者共同的反应是觉得他汀类药物还是个危险的药物,很容易想到我国是肝炎大国,一想到他汀类药物就想到肝脏。旧金山加州大学的心内科主任沃特斯做过一个比较,80 毫克的他汀类药物立普妥安全性比 80 毫克的阿司匹林还安全。当然,这个说法在中国医生中可能会有所争论,大家的看法,阿司匹林是百年老药,该用的在用,不该用的也在用,似乎是阿司匹林谁都可以用,其实阿司匹林引起意外的胃肠出血也并不少见,但是大家总是感觉安全可靠。对他汀类药物来说,11 年来,总觉得新药拿不准,对他的安全性也老是持怀疑态度。胡教授认为应该构筑一种氛围,任何药物都有不良反应,应该承认他汀类药物是非常安全的药物,做了这么多实验,过去的很多药物没有做过实验,这个药物做了这么多的实验,应该是摸得很透了。国际著名的心血管专家尤尼布朗教授,最近在一篇很通俗的文章中,主要讲了胆固醇的故事,给老百姓讲清楚胆固醇的故事,讲清他汀类药物的贡献和安全性。

高危患者强化降脂,低危的患者,没有得过冠心病,血脂水平也不是非常高,或者没有糖尿病,没有更危险的情况,很小剂量就行了。

9. 急救盒 是冠心病患者随身携带的必备的急救药品。

(1)急救盒药物组成。急救药盒通常有硝酸甘油片、硝苯地平(心痛定)片、地西泮(安定)片、亚硝酸异戊酯安瓿等,现根据其药理作用及疗效出现的快慢介绍如下。

①硝酸甘油:是一种已使用百年以上至今仍不失为治疗心绞痛的首选药物,可直接松弛血管平滑肌,特别是小血管平滑肌,使周围血管扩张,外周阻力减少,回心血量减少,心排血量降低,从而使心脏负荷减轻,心肌耗氧量减少,随之心绞痛很快得到缓解,以解除胸闷、胸痛等症状。每逢发作,立即取 0.5 毫克(1 片)放在舌下含化,初次应用,先含 0.3 毫克,以观察其敏感性和不良反应。由于舌下毛细血管十分丰富,吸收很快,一般 2～5 分钟即可见效,且能维持 30 分钟左右。

用药时,需将身体紧靠在椅子上或沙发上。若站着含服,因脑部缺血,易眩晕无力、面色苍白,甚至昏厥,造成摔伤;若卧床含服,会增加静脉的回心血流量,使发作时间延长,故以坐式含服为宜。若病情未缓解,可再含服 1 片。对心绞痛发作频繁患者,在大便前含服 1 片,可预防发作。另有一种新型的硝酸甘油贴膜,能预防和治疗心绞痛,尤适用于预防夜间、出差、旅游、野外工作时的心绞痛发作,每日用 1 张贴于左前胸皮肤上,疗效能持续 24 小时,以解除后顾之忧。患者用药后,可有头痛、面红、眩晕、耳鸣、灼热等反应。其中头痛是由于脑血管扩张所致,被视为药物已发挥作用的标志,只要平卧休息片刻,或喝点热茶,即可很快恢复正常。但该药物对严重贫血、青光眼、脑出血、颅内压增高、低血压、过敏等,均禁止使用。

②心痛定：又称硝苯地平、硝苯吡啶。能松弛血管平滑肌，扩张冠状动脉，增加冠状动脉血流量，显著改善心肌氧的供给。同时能扩张周围小动脉，降低外周血管阻力，使血压降低。故适用于防治冠心病心绞痛，特别是变异型心绞痛和冠状动脉痉挛所致的心绞痛。由于对呼吸功能没有不良影响，也适用于患有呼吸道阻塞性疾病的心绞痛患者，对伴有高血压的心绞痛，或顽固性充血性心力衰竭，均有良好的疗效。使用时，舌下含服 10 毫克（1 片），约 10 分钟生效，可维持 6～7 小时。可有头痛、眩晕、面红、口干、恶心、呕吐、舌根麻木、腿部痉挛等不良反应，但多数较轻，若继续含服，会自行消失。该药物对低血压患者慎用，孕妇禁用。

③安定：具有镇静、催眠、抗焦虑、抗惊厥、松弛肌肉等功效，可用于心绞痛伴心情烦躁患者，也可用于心律失常患者。每次 2～5 毫克，一日 3 次，口服，服后可有嗜睡、便秘等不良反应。孕妇忌用，青光眼及重症肌无力的患者禁用。服药后应戒除烟酒。

④亚硝酸异戊酯：又称亚硝戊酯，具有扩张冠状动脉及周围血管的作用，起效最快，但维持时间较短。当心绞痛急性发作或用硝酸甘油无效时，可将小安瓿（每支 0.5 毫升）裹在自备手帕内拍破，置鼻孔处吸入。注意事项与硝酸甘油相似。

综上所述，硝酸甘油主要用于心绞痛急性发作，若未见效，可重复使用，或改用亚硝酸异戊酯。心痛定可防治多种心绞痛，且维持时间较长。若心绞痛急性发作，伴室性心律失常或心情烦躁，则将硝酸甘油与安定合用为佳，但不宜连续大量使用，以免中毒。

由于急救盒中的药物很不稳定，若暴露于空气中，会很快失效，故应贮放在棕色瓶内，让患者随身携带，以备急用，用毕旋紧瓶盖，严格按有效期及时更换，若患者感到药物愈用愈不灵了，说明机体对药物已产生耐受性，可改用其他抗心绞痛药物，如异山梨酯（消心痛）、普尼拉明（心可定）、冠心苏合丸、救心丹、益心丸等，也可交替使用。

（2）正确服用心脏急救药物

①冠心病患者应随身备好的急救药品：凡确诊或可疑为冠心病的患者，切不可粗心大意，身边随时要备有不过期的硝酸类或治疗冠心病有效的中成药等急救药品。常用药有硝酸甘油片、亚硝酸异戊酯、地西泮（安定）、普萘洛尔（心得安）、东莨菪碱等。这些药物，有些地区的药房有配套盒装出售。如买不到配套盒装药物，在医生的指导下，可自己配套，放在身边或床边，以备急用。

②如何正确使用急救药物：用于缓解心绞痛的硝酸甘油和中药速效救心丸，被简称"救心药"。如果用法不当，"救心药"就难以发挥急救作用。专家为使用"救心药"患者便于记忆和掌握，编了24字诀：药物要"新"，防止"上瘾"，先嚼后含，讲究姿势，事不过三，药不离身。

药物要"新"：这些药物虽说是有效期一年，但患者平时应注意药物有无变软、变黏、变色、破碎现象等，发现变质就要立即更新，以免急救失效而影响治疗。

防止"上瘾"：经常服用这类药物也可能"上瘾"。要防止"上瘾"可两种急救药交替使用。

先嚼后食：多数人都是按照说明书所说的舌下含服，其效果固然不错，但是，如果能在心绞痛发作时先嚼后再压在舌下含服，则效果更好。因为嚼碎后更便于溶化和舌下黏膜吸收，能高浓度地迅速到达心脏，见效更快。

讲究姿势：含服时应取坐姿。因为站着含服，头部位置较高，常因周身血管扩张而致血压降低，引起晕厥。躺着含服也不妥，因心脏位置较低，而大量血液回流心脏，致使心脏贮血量突然增多，加重心脏负担。

事不过三：在药物有效的情况下，通常用药数分钟后心绞痛就应缓解。若仍不见效，应隔5～10分钟后再含服1次。如此重复2～3次，若仍然无效，就应考虑有心肌梗死或其他疾病的可能,应立即去医院诊治。因此,"事不过三"应是服用"救心药"患者的座右铭。

药不离身:救心药应随身携带并放置在固定、掏取方便的衣袋中。更换衣服时千万不要忘记同时转移好"救心药";晚上睡觉时应把"救心药"放在枕侧易取之处,以便急用时伸手可得,做到药不离身。

③硝酸甘油的五大使用误区:硝酸甘油是治疗心绞痛最常用的药物,但是有些患者有时不能正确使用硝酸甘油,不仅起不到治疗心绞痛的作用,有时甚至会引起其他更严重的情况。

误区一:吃药用水吞服。正确的硝酸甘油片服用方法是在舌下含化,吸收率可达 80%。由于舌下含化硝酸甘油,会产生一定的烧灼感,所以有些患者便采取用水吞服药物的方法,只有约 8%的药物成分被吸收,根本起不到应有的治疗效果。

误区二:服药不及时。有相当一部分心血管疾病患者错误地认为应"尽量少用或不用药"。这种做法是非常有害的,因为每次心绞痛发作都可能是致命性的。

误区三:忽视不良反应。硝酸甘油的不良反应主要有体位性低血压和颅压、眼压升高等,所以青光眼、脑出血患者应当慎用。

误区四:保存不得当。硝酸甘油的挥发性很强,遇光后药性也不稳定,所以应放在棕色的毛玻璃瓶内密闭保存。

误区五:忽视有效期。国产的硝酸甘油,有效期一般为 1年,进口的硝酸甘油,有效期则为两年。但如果患者经常反复打开药瓶的盖子,则会影响有效期,让有效期变短,可能只有 3～6个月。

（二）治疗冠心病的中药

1. 中药汤剂

（1）血府逐瘀汤

【组　方】　桃仁 12 克，牛膝、红花、当归、生地黄各 9 克，枳壳、赤芍各 6 克，川芎、桔梗各 4.5 克，柴胡、甘草各 3 克。

【方　解】　桃仁、红花、川芎活血祛瘀为主药；当归、赤芍养血活血，牛膝祛瘀通脉并引血下行，3 药助主药以活血祛瘀为辅药；生地黄配当归养血和血，使祛瘀而不伤阴血，柴胡、枳壳、桔梗宽胸中之气滞，治疗气滞兼证，并使气行血亦行，共为方中佐药；甘草协调诸药为使。合而用之，使血行瘀化诸症之愈。

【功　效】　活血祛瘀，行气止痛。

【主　治】　上焦瘀血，头痛胸痛，胸闷呃逆，失眠不寐，心悸怔忡，瘀血发热，舌质暗红，舌边有瘀斑或淤点，唇暗或两目暗黑，脉涩或弦紧，妇女血瘀经闭不行，痛经，肌肤甲错。

①神经精神系统病症：如头痛、偏头痛、三叉神经痛、神经衰弱综合征、脑外伤后遗症、脑水肿、脑血管病、癫痫、脑囊虫、脑积水、脑动脉硬化、眩晕、麻痹、震颤、精神分裂症等。

②心血管系统病症：如冠心病、心绞痛、肺源性心脏病、风湿性心脏病、无脉症、血栓性静脉炎等。

③消化系统病症：如溃疡病、慢性肝炎、肝脾肿大、呕吐、呃逆等。

④妇产科病症：如原发性痛经、流产后腰痛或出血、产后身痛、月经失调、月经血块、不孕症、子宫肌瘤、慢性盆腔炎等。

试验研究报告如下。

①改善微循环和抗休克作用：对微循环作用的观察表明，消化道给药后，能明显改善由高分子右旋糖酐造成的大鼠急性微循

环障碍,并可防止由于微循环紊乱而致的血压急剧下降。证明有活血化瘀,改善微循环,增加组织器官血流灌注量的效应[《中成药研究》1988(7):29.]。

②凝血作用和抗凝作用:本方静脉制剂在试管内有缩短复钙时间、凝血酶原和凝血酶凝固时间,对血小板有解聚作用,并能复活肝脏清除能力[《浙江中医杂志》1981(10):428.]。

【用法用量】 每日1剂,水煎,分2次服用。

于蓓等对支架置入术(CASI)成功的冠心病患者,在常规服用西药的同时加服血府逐瘀浓缩丸6个月,追踪观察发现,用药组患者各项血瘀症状均较对照组明显改善,心绞痛复发率和冠状动脉造影复查显示,再狭窄的发生率均明显低于对照组。同样剂量的药物用于经皮冠状动脉腔内成形术(PTCA)后患者,结果显示用药后血瘀证候积分值较治疗前明显下降,用药组心绞痛复发率明显少于常规西药治疗组。说明血府逐瘀汤能有效地预防经皮冠状动脉腔内成形术(PTCA)或支架置入术(CASI)后的再狭窄。

(2)补阳还五汤

【组 方】 生黄芪90~120克,赤芍4.5克,当归尾6克,地龙、川芎、红花、桃仁各3克。

【方 解】 君药生黄芪重用,大补脾胃之元气,使气旺血行,瘀去络通。臣药当归尾长于活血,兼能养血,因而有化瘀而不伤血之妙。佐药赤芍、川芎、桃仁、红花等助当归尾活血祛瘀;地龙通经活络。配伍特点:大量补气药与少量活血药相配,气旺则血行,活血而又不伤正,共奏补气活血通络之功。本方所治证候,半身不遂,系由气虚血瘀所致。半身不遂又称脑卒中。肝主风又主藏血,喜畅达而行疏泄,"邪之所凑,其气必虚",气为血之帅,本证脑卒中半身不遂,一属中气不足则邪气中之,二属肝血瘀滞经络不畅,气虚血瘀发为半身不遂。治宜补气活血为法。气虚属脾,故方用黄芪120克补中益气为主;血瘀属肝,除风先活血,故配伍当归尾、川芎、桃仁、赤芍、红花入肝,行瘀活血,疏肝祛风;加入地龙活血而通经络。共成补气活血通络之剂。

【功　效】 补气活血通络。

【主　治】 脑卒中及脑卒中后遗症。半身不遂,口眼歪斜,语言蹇涩,口角流涎,小便频数或遗尿不禁,舌质黯淡,舌苔白,脉缓。

试验研究报告如下。

①对血液流变学的影响:脑卒中患者血液处于"黏、浓、凝、聚"的倾向,运用本方后,能增加血小板内环磷酸腺苷的含量,抑制血小板聚集和释放反应,抑制和溶解血栓,以改善微循环,促进侧支循环[《浙江中医杂志》1986(3)110.]。

②对心脑血管系统的药理作用:本注射剂有缓慢、持久的降压作用,对麻醉家兔能显著地增强心肌收缩幅度,反映心肌耗氧量的心肌张力时间指数显著降低,心肌营养性血流量明显增加[《中药通报1987(2)51.]。

本方对脑缺血再灌注损伤大鼠脑组织 ET-1 基因(血浆内皮素)表达的影响,可在一定程度上下调脑缺血诱导的 ET-1 基因(血浆内皮素)的表达,是防治缺血性脑血管病的主要作用机制之一。

③对免疫功能的影响:本方能使免疫功能低下小鼠的免疫器官重量增加,提高单核巨噬细胞吞噬功能,表明本方具有增强机体免疫功能的药理学基础[《陕西中医》1986(10)466.]。

谢全锦等将补阳还五汤制剂消栓口服液给经皮冠状动脉腔内成形术(PTCA)后家兔灌胃,结果显示,术后 7 日治疗组血小板衍生生长因子(PDGF)受体信使核糖核酸(mRNA)表达较对照组明显下调,术后 30 日兔胸主动脉内膜厚度明显小于对照组,主动脉内皮血小板衍生生长因子(PDGF)受体信使核糖核酸(mRNA)呈明显的浓度梯度分布。提示补阳还五汤可通过抑制 PDGF 受体 mRNA,而降低血管壁的病理性增殖,起到防止狭窄再发生的作用。

【用法用量】 每日1剂,水煎,分2次服用。

(3)逐瘀益心汤

【组　方】 丹参20克,赤芍、郁金、全瓜蒌、党参各15克,川芎12克,枳壳10克,炙甘草9克,白檀香、薤白各6克。

【功　效】 活血祛瘀,行气止痛,益气养血,养心安神,通经复脉。

【主　治】 气虚血瘀。

【用法用量】 每日1剂,水煎,分2次服用。

陈慧等给予逐瘀益心汤治疗冠心病支架置入术后再狭窄患者,结果治疗组总有效率占96%,对照组总有效率占86%,两组比较有显著差异($P<0.05$),提示逐瘀益心汤通过活血化瘀、益气扶正等作用,可以改善和预防血管内膜增生,从而治疗支架内再狭窄。

(4)舒胸益气汤

【组　方】 黄芪、党参、丹参各30克,麦冬20克,甘草15克,赤芍、白芍、川芎、降香、枳壳、红花各10克。

【功　能】 舒胸益气,活血通脉。

【主　治】 适用于冠心病中医辨证气虚血瘀患者。

【用法用量】 每日1剂,水煎,分2次服用。

(5)通脉宁心汤

【组　方】 生地黄、丹参各15克,郁金、茯神、细木通、路路通、炙甘草各10克,全瓜蒌5克。

【功　能】 降火通脉,活血宁心。

【主　治】 主治心火亢盛。

【用法用量】 每日1剂,水煎,分2次服用。

通脉宁心汤是著名老中医张子义主任医师,积50余年来治疗冠心病精心研制的经验方,临床应用均收良效。治疗冠心病86

例中,男 51 例,女 35 例;年龄 49～72 岁;病程 3～19 年。按 1979 年我国修订的诊断标准。结果:显效 38 例,有效 39 例,无效 9 例,总有效率为 89.5%[吉林中医 1993,(6):8.]。

(6)黄芪通痹汤

【组　　方】　黄芪 30 克,地黄 15 克,当归、白芍各 12 克,川芎 9 克,炙甘草 6 克。

【功　　能】　温阳益气,滋补阴血,化瘀通络。

【主　　治】　心肾阳虚,心血瘀阻。

【用法用量】　每日 1 剂,水煎,分 2 次服用。

据有关报道,治疗冠心病 50 例中,男 38 例,女 12 例;年龄在 41 岁以上。中医辨证分为心气虚、气阴两虚、心脾阳虚、心肾阴虚四型。随机分为甲、乙两组,每组各 25 例。疗效评定按 1974 年冠心病及心电图疗效评定参考资料。症状疗效:甲组显效 14 例,改善 10 例,无效 1 例,总有效率为 96%;乙组显效 18 例,改善 4 例,无效 3 例,总有效率为 88%。心电图疗效:甲组显效 12 例,改善 9 例,无效 4 例,总有效率 70.7%;乙组显效 14 例,改善 6 例,无效 5 例,总有效率为 69.2%[陕西中医 1988,9(7):294.]。

(7)冠心一号方

【组　　方】　党参、麦冬、五味子、玉竹、川芎、知母、丹参、三七、郁金。

【功　　能】　活血化瘀,宽胸理气,养心强心,清泻心火。

【主　　治】　冠心病心绞痛。

【用法用量】　每日 1 剂,水煎,分 2 次服用。

(8)冠心二号方

【组　　方】　丹参 9 克,赤芍、红花、川芎各 4.5 克,降香 3 克。

【功　　能】　活血化瘀,止痛宽胸。

【主　　治】　冠心病心绞痛。

【用法用量】　每日 1 剂,水煎,分 2 次服用。

2. 中药成药

治疗冠心病的中药成药,从功能主治上大体可分为芳香温通、活血化瘀、扶正养心等几类;从制剂类型上可分为复方制剂和单味中药提取制剂等。芳香温通类有冠心苏合丸(胶囊)、麝香保心丸、心宝、苏冰滴丸等;活血化瘀类有复方丹参片、心可舒片、地奥心血康、步长脑心通、通心络胶囊、山海丹胶囊、金泽冠心胶囊、川芎颗粒、松龄血脉康胶囊等;复方丹参滴丸和速效救心丸兼具芳香温通与活血化瘀双重作用;扶正养心类有生脉饮口服液、补心气口服液、益心阴口服液、养心氏、炙甘草合剂、屏风生脉胶囊、稳心颗粒等。以上多为中药成药制剂,在患者出现心绞痛发作时多选用芳香温通、活血化瘀类中药成药,但此类药物药性走窜,易化燥劫阴,伤人正气,故一般在患者症状缓解后应减量或停药,即中医所谓的"中病即止"。

(1)冠心苏合丸

【主要成分】 苏合香、冰片、乳香(制)、檀香、土木香。辅料为蜂蜜。

【功　能】 芳香开窍,理气宽胸,止痛。

【主　治】 适用于寒凝气滞、心脉不通所致的胸痹,症见胸闷、心前区疼痛,冠心病心绞痛见上述症状者。

【用法用量】 每次 1 丸,每日 1～3 次,嚼碎口服。

(2)苏合香丸

【主要成分】 苏合香、麝香、冰片、香附、檀香、丁香、沉香、木香、乳香、朱砂、诃子肉、犀角等。

【功　能】 芳香开窍,温化痰浊,行气止痛。

【主　治】 含服后半小时起作用,止痛效果明显。

【用法用量】 每次 1 粒,每日 1～2 次,口服。

(3)麝香保心丸

【主要成分】 麝香、人参提取物、牛黄、肉桂、苏合香、蟾酥、冰片。

【功　能】　芳香温通,益气强心。

【主　治】　适用于心肌缺血引起的心绞痛、胸闷及心肌梗死。

【用法用量】　每次1～2丸,每日3次,口服。

（4）苏冰滴丸

【主要成分】　苏合香脂、冰片。

【功　能】　芳香开窍,通脉止痛。

【主　治】　适用于冠心病、胸闷、心绞痛、心肌梗死,也适用于脑卒中所致的突然昏迷、牙关紧闭、不省人事,以及中暑所致昏迷等。

【用法用量】　滴丸剂:50毫克/丸,每次2～4粒,每日3次,口服。或急性发作时立即吞服或含服。

（5）心宝

【主要成分】　洋金花、人参、肉桂、附子、鹿茸、冰片、人工麝香、三七、蟾酥。

【功　能】　温补心肾,益气助阳,活血通脉。

【主　治】　适用于治疗心肾阳虚、心脉瘀阻引起的慢性心功能不全;窦房结功能不全引起的心动过缓、病窦综合征;缺血性心脏病引起的心绞痛和心电图缺血性改变。

【用法用量】　慢性心功能不全按心功能1、2、3级分别服用。

1级:每次120毫克(2丸),每日3次,口服。2级:每次240毫克(4丸),每日3次,口服。3级:每次360毫克(6丸),每日3次,口服。

2个月为1个疗程,在心功能正常后改为维持剂量每日60～120毫克(1～2丸)。病窦综合征病情严重患者每次300～600毫克(5～10丸),每日3次,日服,3～6个月为1个疗程。期前收缩、心房颤动、心肌缺血或心绞痛,每次120～240毫克(2～4丸),

每日 3 次,口服,1～2 个月为 1 个疗程。

(6)速效救心丸

【主要成分】 川芎、冰片。

【功　能】 行气活血,祛瘀止痛,增加冠状动脉血流量,缓解心绞痛。

【主　治】 适用于气滞血瘀型冠心病,心绞痛。

【用法用量】 每次 4～6 粒,每日 3 次,口服;急性发作时,每次 10～15 粒。

(7)复方丹参片

【主要成分】 丹参、三七、冰片。

【功　能】 活血化瘀,理气止痛。用于气滞血瘀所致的胸痹,症见胸闷、心前区刺痛。

【主　治】 气滞血瘀型冠心病。

【用法用量】 每次 3 片,每日 3 次,口服。

(8)心可舒片

【主要成分】 丹参、葛根、三七、山楂、木香。

【功　能】 活血化瘀,行气止痛。

【主　治】 适用于气滞血瘀引起的胸闷、心悸、头晕、头痛、颈项疼痛;冠心病心绞痛、高脂血症、高血压、心律失常见上述症状患者。

【用法用量】 每次 4 片,每日 3 次,口服。

(9)地奥心血康

【主要成分】 甾体总皂苷。

【功　能】 活血化瘀,行气止痛,扩张冠状动脉血管,改善心肌缺血。有降低血压、减轻心脏负荷、减少心肌耗氧量、增加冠状动脉血流量并对缺血心肌具有保护作用。

【主　治】 适用于预防和治疗心绞痛、心肌缺血、高血压、血脂异常、眩晕、气短、心悸、胸闷、胸痛。

【用法用量】 每次1～2粒,每日3次,饭后口服。

(10)步长脑心通

【主要成分】 黄芪、丹参、当归、川芎、赤芍、红花、乳香(炙)、没药(炙)、桂枝、全蝎、地龙、水蛭。

【功　能】 益气活血、化瘀通络。

【主　治】 适用于气虚血滞、脉络瘀阻所致脑卒中经络,半身不遂、肢体麻木、口眼歪斜、舌强语謇,以及胸痹所致胸痛、胸闷、心悸、气短;脑梗塞、冠心病心绞痛有上述症状患者。

【用法用量】 每日3次,每次2～4粒,口服。

(11)通心络胶囊

【主要成分】 人参、水蛭、全蝎、檀香、土鳖虫、蜈蚣、蝉蜕。

【功　能】 益气活血,通络止痛。

【主　治】 适用于冠心病、心绞痛证属心气虚乏、血瘀络阻患者。症见胸憋、胸痛、绞痛、固定不移、心悸自汗、气短乏力、舌质紫暗或有瘀斑,脉细涩或结代。亦用于气虚血瘀阻络型脑卒中,症见半身不遂或偏身麻木、口舌歪斜、言语不清。

【用法用量】 每次2～4粒,每日3次,口服,4周为1个疗程。阴虚火旺型脑卒中患者禁用,胃部不适患者宜饭后口服。

(12)山海丹胶囊

【主要成分】 川芎、丹参、佛手、葛根、海藻、何首乌、红花、黄芪、决明子、人参、三七、山羊血粉。

【功　能】 活血通络。

【主　治】 适用于心脉瘀阻,胸痹。对气血两虚、易于疲劳、睡眠不佳、腰膝酸软、身体虚弱、免疫力低下、术后患者恢复及治疗都有很好的作用。

【用法用量】 每次5粒,每日3次,饭后口服。

(13)复方丹参滴丸

【主要成分】 丹参、三七、冰片。

【功　能】　活血化瘀，理气止痛。能抑制脂类过氧化，抗氧化，抗血小板聚集并清除氧自由基，扩张冠状动脉，提高冠状动脉的血流量，降低心肌耗氧量。在心肌局部缺血和缺氧的情况下，能保护心肌细胞，降低心肌新陈代谢损耗，阻止钙进入细胞并提高心肌细胞中钾的含量。此外，还能防止血栓形成。

【主　治】　适用于气滞血瘀所致的胸痹，症见胸闷、心前区刺痛；冠心病心绞痛见上述症状患者。

【用法用量】　每次 10 丸，每日 3 次，4 周为 1 个疗程，口服或舌下含服。

冠心病患者如何用好丹参类药物？

丹参是活血化瘀的代表性中药。研究表明，丹参能改善周围循环和微循环，具有明显抗血栓形成和溶解血栓效果，对缺血心肌有显著保护作用，且有降脂和抗动脉粥样硬化作用。因此，丹参对心脏病引起的血瘀证具有良好的治疗效果。丹参制剂有多种，成分功效不尽相同，适应证也略有区别，必须在医生的指导下，结合实际情况选择应用。

①丹参片、丹参口服液、丹参舒心胶囊：仅含丹参成分，是心脏病稳定期伴血瘀证的基础用药。

②复方丹参片、复方丹参滴丸：含有丹参、三七、冰片，除活血化瘀作用外，还具有理气止痛、芳香开窍的功效。

③丹七片：含丹参和三七两种中药，有养血活血和调节血脂的作用，主要用于冠心病、高脂血症、高血压、糖尿病等血瘀证的辅助治疗。

④丹田降脂片：含丹参、田七、人参、何首乌、川芎、当归、泽泻、黄精，适合冠心病、高脂血症、脑卒中稳定期且伴气血不足的患者。

⑤心可舒片：含丹参、山楂、葛根、三七、木香，能行气活血、调节血脂，用于冠心病、高血压病稳定期伴有高脂血症的患者。

⑥复方丹参注射液：含丹参和降香两种中药，除了活血化瘀还能行气止痛，所以用于治疗冠心病或心肌梗死导致的心绞痛。注射液的优点是起效快，但必须由医护人员操作，有创伤，也可能发生并发症，不宜作为长期治疗手段。

要强调的是，丹参只能作为辅助治疗。若心绞痛加剧，发作频繁，且面色苍白、出冷汗、四肢发凉，应立即去医院就诊，以免耽误病情，危及生命。

（14）参松养心胶囊

【主要成分】 人参、麦冬、山茱萸、丹参、炒酸枣仁、桑寄生、赤芍、土鳖虫、甘松、黄连、南五味子、龙骨。

【功　能】 益气养阴，活血通络，清心安神。

【主　治】 适用于气阴两虚、心络瘀阻引起的冠心病室性期前收缩，症见心悸不安、气短乏力、动则加剧，胸部闷痛，失眠多梦，盗汗，神倦懒言。

【用法用量】 每次 4 粒，每日 3 次，口服。

（15）银杏叶胶囊

【主要成分】 银杏叶提取物。

【功　能】 活血化瘀通络。

【主　治】 适用于瘀血阻络引起的胸痹、心痛、卒中、半身不遂、舌强语謇；冠心病稳定型心绞痛见上述症状患者。

【用法用量】 每次 1～2 粒，每日 3 次，口服。

（16）脑心通胶囊

【主要成分】 黄芪、赤芍、丹参、当归、川芎、桃仁、红花、乳香（制）、没药（制）、鸡血藤、牛膝、桂枝、桑枝、地龙、全蝎、水蛭。

【功　能】 益气活血，化瘀通络。

【主　治】 适用于气虚血滞、脉络瘀阻所致的心脑血管病，症见半身不遂、肢体麻木、口眼歪斜、舌强语謇，以及胸痹心痛、胸闷、心悸气短；脑卒中、冠心病心绞痛见上述症状患者。

【用法用量】 每次 2～4 粒,每日 3 次,口服。孕妇禁用,胃病患者饭后服用。

(17)消栓通络片

【主要成分】 川芎、丹参、黄芪、泽泻、三七、槐花、桂枝、郁金、木香、冰片、山楂。

【功　　能】 活血化瘀,温经通络。

【主　　治】 适用于脑卒中恢复期(1 年内)半身不遂、肢体麻木。

【用法用量】 每次 6 片,每日 3 次,口服。

(18)血塞通软胶囊

【主要成分】 三七总皂苷。

【功　　能】 活血祛瘀,通脉活络。

【主　　治】 适用于瘀血闭脉络证的卒中中经络恢复期,症见偏瘫、半身不遂、口舌歪斜、舌强语謇或不语。或用于心血瘀阻型冠心病心绞痛,症见胸闷、胸痛、心慌、舌质紫暗或有瘀斑。

【用法用量】 每次 2 粒,每日 2 次,口服。

(19)水蛭素胶囊(脉血康肠溶胶囊)

【主要成分】 天然水蛭素。

【功　　能】 破血,逐瘀,通脉止痛。能与凝血酶的催化中心及纤维蛋白原结合中心发生不可逆转的结合,使凝血酶失活,因而能够有效地防治血栓的形成。

①抗凝血作用:水蛭素能阻止凝血酶对纤维蛋白原的作用,阻碍血液凝固,20 毫克水蛭素可阻止 400 克血液凝固。国外报道,水蛭素是世界上最强的抗凝血酶物质,与凝血酶的亲和力极强,在很低浓度下可中和凝血酶。

②抑制血小板聚集:水蛭素提取物对二磷酸腺苷(ADP)诱导的大鼠血小板聚集有显著的抑制作用,也能明显抑制正常人血小板聚集,有抗血栓形成的作用。

③溶解血栓作用:水蛭素在体外对纤维蛋白发生较强的纤溶

作用,活性显著高于丹参和大黄,而且在体内也具有纤溶活性。

④对血液流变性的影响:临床观察显示,水蛭素对缺血性脑卒中患者,因血液流变性异常而出现的浓、黏、聚状态有较好的改善作用。

【主　治】

①神经内科:脑卒中、脑动脉粥样硬化、短暂性脑缺血发作、椎-基底动脉供血不足。

②外科:血栓闭塞性脉管炎、血栓性静脉炎、预防术后血栓形成。

③心内科:冠心病、心绞痛、心肌梗死、高脂血症、肺栓塞、心脏人工瓣膜置换术后。

④肾科:急性或慢性肾小球肾炎、肾病综合征、肾静脉血栓。

⑤其他:突发性耳聋、视网膜血管阻塞、眼底动脉硬化、各种血管病变。

【用法用量】　每次 2～4 粒,每日 3 次,口服。

(20)生脉饮口服液

【主要成分】　红参、麦冬、五味子。

【功　能】　益气,养阴生津。

【主　治】　适用于气阴两亏,心悸气短,自汗。

【用法用量】　每次 1 支(10 毫升),每日 3 次,口服。

(21)补心气口服液

【主要成分】　黄芪、人参、石菖蒲、薤白。

【功　能】　补益心血,理气止痛。

【主　治】　适用于气短、心悸、乏力、头晕等心气虚损型胸痹心痛。

【用法用量】　每次 10 毫升,每日 3 次,口服。

(22)益心阴口服液

【主要成分】　麦冬、当归、五味子、知母、人参、石菖蒲。

【功　　能】　益气、养阴、通脉。

【主　　治】　适用于心气虚或气阴两虚型的胸痹患者,症见心悸、乏力、胸痛、胸闷、心烦、失眠、汗多、眩晕、口干、面色少华或面色潮红,舌质淡红、舌胖嫩或有齿痕,脉玄细或沉细、涩、结代等。

【用法用量】　每次 10 毫升,每日 3 次,口服。

(23)养心氏片

【主要成分】　黄芪、党参、丹参、葛根、淫羊藿、山楂、地黄、当归、黄连、延胡索(炙)、灵芝、人参、甘草(炙)。

【功　　能】　扶正固本,益气活血,行脉止痛。

【主　　治】　适用于气虚血瘀型冠心病、心绞痛、心肌梗死及合并高血脂、高血糖等见上述症状患者。

【用法用量】　每次 2~3 片,每日 3 次,口服。

(24)屏风生脉胶囊

【主要成分】　黄芪、防风、麦冬、五味子、制附子、人参、白术(土炒)。

【功　　能】　益气,扶阳,固表。

【主　　治】　适用于气短心悸,表虚自汗,乏力眩晕,易感风邪。

【用法用量】　每次 3 粒,每日 2~3 次,口服。

(25)稳心颗粒

【主要成分】　党参、黄精、三七、琥珀、甘松。

【功　　能】　益气养阴,定悸复脉,活血化瘀。

【主　　治】　适用于气阴两虚兼心脉瘀阻所致的心悸不宁、气短乏力、头晕心悸、胸闷胸痛,心律失常、室性期前收缩、房性期前收缩等见上述症状患者。

【用法用量】　每次 1 袋,每日 3 次,开水冲服,4 周为 1 个疗程。

(26)灯盏花素片

【主要成分】　灯盏花素。

【功　能】　活血化瘀，通络止痛。

【主　治】　适用于卒中后遗症、冠心病、心绞痛。

【用法用量】　每次 2 片，每日 3 次，口服。

（27）芎芍胶囊

【主要成分】　川芎、芍药。

【功　能】　活血化瘀，理气行滞。

【主　治】　适用于气滞血瘀型冠心病，心绞痛介入治疗后再狭窄。

【用法用量】　每次 2 粒，每日 3 次，口服。

3. 中药针剂

在临床工作中，对冠心病综合治疗时，辅以中药针剂治疗可活血化瘀、疏通经络，对改善血液黏度、降低血脂及解除小动脉痉挛、改善和减轻临床症状等有良好的协同作用；同时可降低血压，调理血脂，预防并发症的发生。

（1）心血管病组方 1 号注射液

【主要成分】　5%葡萄糖注射液 250 毫升，复方丹参注射液 20 毫升，黄芪注射液 20 毫升。

【方　解】　复方丹参注射液为香丹注射液，每支相当于丹参、降香各 1 克。药理作用：活血化瘀，疏通经络，扩张血管，改善微循环，增进冠状动脉血流量。适用于心绞痛，亦可用于心肌梗死、高血压等。黄芪益气养元，扶正祛邪，养心通脉，健脾利湿。本方用于心气虚损、血脉瘀阻之症。

【功　能】　活血化瘀，疏经通络，扩张血管，养心通脉，改善微循环。

【主　治】　适用于冠心病、心绞痛、高脂血症、高黏血症及高血压等的治疗。也可用于慢性肾炎、肾病综合征的治疗。亦可作为心脑血管疾病的保健用药，每年在入冬前可用 1 个疗程，可预防冬季心血管疾病的复发与发生。

【用法用量】 成年人每日静脉滴注 1 次,14～21 日为 1 个疗程,也可和心血管病组方 2 号注射液交替使用。

(2)心血管病组方 2 号注射液

【主要成分】 5％葡萄糖注射液 250 毫升,川芎嗪注射液 80～160 毫克,黄芪注射液 20 毫升。

【方 解】 盐酸川芎嗪:活血化瘀,扩张小动脉,改善微循环,增加脑血流,具有抗血小板聚集和解聚的作用。黄芪:益气养元,扶正祛邪,养心通脉,健脾利湿。本方用于心气虚损、血脉瘀阻之症。

【功 能】 活血化瘀,扩张小动脉,改善微循环,抗血小板聚集。也可降低血肌酐、尿素氮,改善肾功能。

【主 治】 适用于闭塞性脑血管疾病(如脑供血不全、脑血栓形成、脑栓塞)、高脂血症、高血压及其他缺血性血管疾病(如冠心病、脉管炎)等。也可用于慢性肾功能不全、慢性肾炎、肾病综合征等疾病的治疗。亦可作为心血管疾病的保健用药,每年的入冬前可用 1 个疗程,可预防冬季心血管疾病的复发与发生。

【用法用量】 成年人每日静脉滴注 1 次,14～21 日为 1 个疗程,也可和心血管病组方 1 号注射液交替使用。

(3)心血管病组方 3 号注射液

【主要成分】 5％葡萄糖注射液 250 毫升,脉络宁注射液 20 毫升。

【方 解】 脉络宁注射液由牛膝、玄参、石斛、金银花等组成。药理作用:改善微循环,抗血栓形成,降低血压,提高免疫功能。

【功 能】 清热养阴,活血化瘀,改善微循环。

【主 治】 适用于血栓闭塞性脉管炎、脑血栓形成及后遗症、高脂血症、高血压、多发性大动脉炎、四肢急性动脉栓塞症、糖尿病性坏疽、静脉血栓形成及血栓性静脉炎等。亦可作为心血管疾病的保健用药,每年的入冬前可用 1 个疗程,可预防冬季心血管疾病的复发与发生。

【用法用量】 成年人每日静脉滴注 1 次,14～21 日为 1 个疗程。也可和心血管病组方 1 号注射液或 2 号注射液交替使用。

(4)心血管病组方 4 号注射液

【主要成分】 5％葡萄糖注射液 300 毫升,复方丹参注射液 20 毫升,清开灵注射液 20 毫升。

【方　解】 复方丹参注射液每支相当于丹参、降香各 1 克。药理作用:活血化瘀,疏通经络,扩张血管,改善微循环,增进冠状动脉血流量。清开灵由胆酸、珍珠母、猪去氧胆酸、栀子、水牛角、板蓝根、黄芩苷、金银花组成,清热解毒,化瘀通络,醒神开窍。

【功　能】 清热解毒,活血化瘀,化痰通络,醒神开窍。

【主　治】 适用于心绞痛、心肌梗死、高血压、脑卒中后遗症。也可用于慢性支气管炎、支气管哮喘、肺气肿、肺心病。

【用法用量】 成年人每日静脉滴注 1 次,14-21 日为 1 个疗程。

(5)心血管病组方 5 号注射液

【主要成分】 5％葡萄糖注射液 250 毫升,血塞通注射液 0.2～0.4 克。

【方　解】 血塞通能增加脑血管流量,扩张脑血管,改善血流变学,降低脑缺血再灌损伤所致的卒中指数,减轻脑水肿,降低脑组织缺血。

【功　能】 活血化瘀,通脉活络,降低血黏度。

【主　治】 适用于卒中偏瘫,瘀血阻络证;动脉粥样硬化性血栓性脑梗塞、脑栓塞、高血压、视网膜中央静脉阻塞见瘀血阻络证。亦可用于紫癜性肾炎、免疫球蛋白 A 性(IgA)肾病及其他以血尿为主的肾病。

【用法用量】 成年人每日静脉滴注 1 次,14～21 日为 1 个疗程,也可和心血管病组方 1 号注射液或 2 号注射液交替使用。

（6）心血管病组方 6 号注射液

【主要成分】 5％葡萄糖注射液 250 毫升,丹红注射液 20～40 毫升。

【方　解】 丹红注射液由丹参和红花组成。丹参活血化瘀、疏通经络、扩张血管,改善微循环,增进冠状动脉血流量。红花活血通经,散瘀止痛。

【功　能】 活血化瘀,通脉养心,降低血黏度。

【主　治】 适用于瘀血闭阻所致的胸痹及中风,症见胸痛、胸闷、心悸、口眼歪斜、言语塞涩、肢体麻木、活动不利。现用于冠心病、心绞痛、心肌梗死、瘀血型肺心病、缺血性脑病、脑血栓、高血压。亦可作为心血管疾病的保健用药,每年在入冬前可用 1 个疗程,可预防冬季心血管疾病的复发与发生。

【用法用量】 成年人每日静脉滴注 1 次,14～21 日为 1 个疗程。

（7）心血管病组方 7 号注射液

【主要成分】 5％葡萄糖注射液 250 毫升,灯盏花素注射液 40～50 毫克。

【方　解】 从菊科植物灯盏花中提取的黄酮类有效成分,是灯盏花甲素和灯盏花乙素的混合物,以灯盏花乙素为主。灯盏花素由中药灯盏花提取物总黄酮精制而成,能显著改善脑循环、增加脑血流量,对抗垂体后叶致缺血、缺氧,抑制血小板凝集,降低血脂和血液黏度,促纤溶、抗血栓、抗血小板聚集,具有活血通络、祛瘀止痛的作用。

【主要功能】 活血化瘀,通络止痛。

【主　治】 用于心脑血管病,如闭塞性血管疾病、高血压、脑血栓、脉管炎、冠心病、心绞痛等;亦可用于缺血性脑血管病的急性期、恢复期及后遗症,如脑供血不足、脑卒中等导致的瘫痪、痴呆等;还可用于慢性肾炎的治疗。

【用法用量】 成年人每日静脉滴注 1 次,14～21 日为 1 个疗程。

(8)心血管病组方 8 号注射液

【主要成分】 5%葡萄糖注射液 250 毫升,疏血通注射液 6 毫升。

【方　解】 疏血通由水蛭、地龙组成。水蛭破血、逐瘀、通经,具有抗凝、溶栓、降脂及血小板解聚作用;地龙清热平肝、平喘、活血通络、利尿,具有清热、溶血、抗血栓形成作用。临床前动物使用结果提示,本药可延长小鼠凝血时间、降低血小板黏附率,抑制大鼠体内、外静脉和动脉血栓的形成,增加栓塞股动脉的血流量,减轻结扎大鼠大脑中动脉引起的行为障碍。

【功　能】 活血化瘀,通经活络。

【主　治】 适用于瘀血阻络所致的缺血性脑卒中、冠心病、心肌梗死及冠状动脉介入术(PCI)术后的再狭窄。

【用法用量】 成年人每日静脉滴注 1 次,14～21 日为 1 个疗程。

(9)心血管病组方 9 号注射液

【主要成分】 0.9%氯化钠注射液 250 毫升,精制蝮蛇抗栓酶 0.5～1.0 单位。

【方　解】 精制蝮蛇抗栓酶系从蝮蛇蛇毒中分离出的酶制剂,能降低血脂,降低血液中纤维蛋白原浓度,降低血液黏度,减少血小板数量并抑制其功能。

【主要功能】 抗凝、溶栓、降脂及血小板解聚。

【主　治】 适用于深部静脉血栓,亦用于脑血栓、心肌梗死、周围动脉闭塞、大动脉炎、静脉血栓。

【用法用量】 成年人每日静脉滴注 1 次,14～21 日为 1 个疗程。

（10）心血管病组方 10 号注射液

【主要成分】 5％葡萄糖注射液 250 毫升，水蛭素 6 毫升。

【方　解】 水蛭素是水蛭及其唾液腺中活性最显著并且研究得最多的一种成分，是由 65～66 个氨基酸组成的小分子蛋白质（多肽）。水蛭素对凝血酶有极强的抑制作用，是迄今为止所发现最强的凝血酶天然特异抑制剂。动物试验与临床研究表明，水蛭素能高效抗凝血、抗血栓形成，以及阻止凝血酶催化的凝血因子活化和血小板反应等进一步血瘀现象。此外，还能抑制凝血酶诱导的成纤维细胞的增殖和凝血酶对血管内皮细胞的刺激。与肝素相比，不仅用量少，不会引起出血，也不依赖于内源性辅助因子；而肝素则有引起出血的危险，在弥漫性血管内凝血的发病过程中，抗凝血酶Ⅲ往往会减少，这将限制肝素的疗效，采用水蛭素会有较好的效果。

【功　能】 溶解血栓、清除血液垃圾、减低血液黏度、改善血液循环、促进新陈代谢。

【主　治】 水蛭素对凝血酶有极强的抑制作用，是"迄今为止所发现最强的凝血酶天然特异抑制剂"，被医学界认为是专克心血管病这个"第一杀手"的"第一高手"。对冠心病、心肌梗死、脑卒中、高血压、高黏血症、高脂血症等，水蛭素具有独到的非凡疗效。

【用法用量】 成年人每日静脉滴注 1 次，14～21 日为 1 个疗程。

以上中药针剂类协定经验方，在临床上可作常规使用，因在治疗各类心脑血管疾病中均取得了非常理想的疗效，既可作为心脑血管病治疗用药，也可以术后（支架置入术）预防三高症（高血压、高血脂、高血糖）的发生，以减少心血管疾病的危险因素。经临床使用后证实，中药针剂类有以下特点：①可活血化瘀，抗凝溶栓，防止再狭窄。②可降低血脂，改善血黏度。③可使高血压平稳下降。④可预防高血压并发症的发生。⑤可阻断肾纤维化,改善肾功能。⑥不良反应少,安全系数大。如和西药的抗凝药肝素钙相比,肝素钙用药量小时起不到有效作用,用药量大时可引起出血,而且还要经常检测出、凝血时间和血小板,而使用这些中药针剂时则不需要检测出、凝血时间,活血化瘀类中药更没有引起出血现象的发生,在临床上可以放心地使用。

4. 中医药治疗冠心病的优势

有学者报道,进入 21 世纪以来,我国冠心病的死亡率已超过肿瘤,成为严重危害人类健康的第一杀手。中医药在冠心病的治疗中一直占据重要地位。近年来,越来越多的高质量临床证据表明了中医药治疗冠心病的优势及安全性。

(1)病证结合模式是中医、中西医结合治疗冠心病的最佳切入点:该模式来自于半个多世纪以来中医、中西医结合医学实践的总结,是两种医学体系交叉融合的良好体现,能够充分发挥现代医学辨"病"及中医学辨"证"的优势,从中医、西医两个层面综合全面把握疾病的全部特征。

(2)治未病战略与冠心病三级预防:治未病的概念最早见于《素问·四气调神大论》,"是故圣人不治已病治未病,不治已乱治未乱,此之谓也"。具体包括未病先防、既病防变和愈后防复,这与现代预防医学思想不谋而合。中医在冠心病的三级预防方面体现出一定的优势。在二级预防方面,血脂康调整血脂对冠心病二级预防的研究堪称典范。血脂康是由红曲提取物制成的中药降脂药物,与安慰剂组比较,血脂康能够显著降低冠心病患者非致死性心肌梗死及冠心病死亡的发生率,显著减少冠心病介入治疗和手术的发生率。研究发现,速效救心丸能降低血清斑块标记物 MMP-9、sCD40L 和 hsCRP 含量,增高斑块 CT 值,改善斑块成分,缩小斑块体积,降低直径狭窄率,从而减轻血管重构,稳定斑块,延缓皮质类固醇(ICS)患者动脉粥样硬化。在三级预防方面,芎芍胶囊对冠心病介入治疗术后再狭窄的研究显示,芎芍胶囊治疗组冠状动脉造影再狭窄发生率与主要心脏不良事件发生率明显低于安慰剂对照组。另外,通冠胶囊、通心络等也显示出较好的临床价值。

(3)整体综合调治效应与心血管保护:中医的多组分、多靶点特性,决定了不仅作用于疾病的某单一靶点,而是通过整体综合调治发挥保护效应。在冠心病的临床实践中,中医药的整体综合调治效应可表现为治疗性血管新生,稳定斑块,抑制炎症,抑制血小板聚集,改善症状体征,提高生活质量,以及其他保护效应等。在治疗性血管新生方面,针对中小动脉的闭塞或者狭窄,通过运用活血化瘀中药(当归、川芎、丹参)、复方丹参滴丸等,可起到改善缺血区侧支循环,促进微细血管新生作用。在稳定斑块方面,不稳定性动脉粥样硬化斑块是急性心肌梗死、不稳定型心绞痛等疾病的主要发病机制,研究发现,通心络、银杏叶片等中成药具有良好的稳定斑块、降低血脂、抑制炎症作用,且通心络的稳定斑块作用呈现出一定的量效关系。在抑制炎症方面,C反应蛋白(CRP)是重要的炎症指标,既可反映动脉硬化(AS)程度,又参与动脉硬化(AS)的形成过程,因此,C反应蛋白(CRP)被认为是冠心病的危险因素,冠心病的一级和二级预防可从降低C反应蛋白(CRP)的治疗中受益。复方丹参滴丸、通心络等中成药均呈现出一定的抑制炎症反应的保护效应。在抑制血小板聚集方面,研究发现活血化瘀中成药,如血府逐瘀制剂、通心络、芎芍胶囊等,均有一定的抑制血小板活化分子表达和血小板聚集作用。在改善症状体征、提高生活质量、增强体质方面,运用中医中药的整体观念及辨证论治方法,显示出具有较好的改善心绞痛症状、缓解发作程度、改善心肌缺血状态等作用。另外,还具有多靶点、多组分的其他保护效应,如保护血管内皮、改善血液流变学指标、降低血脂、诱导内源性保护机制等。

(4)辨证施治,使邪有出路,邪去正安:辨证论治是中医的特色,随证加减是汤剂的传统优势,中医的整体观、恒动观,要求各种有效的治疗方法结合使用,身体与心理同时调理,要使患者情绪稳定,使患者的肢体及早运动。

(5)活血化瘀贯彻始终:早期溶栓被认为是西医治疗冠心病、减少病死率和伤残率、提高疗效的重要手段,但由于溶栓的严格条件限制及造成出血等不良反应,使该方法的临床研究推广受到限制。中医中药活血化瘀或针灸化瘀开窍手法,被认为是中医传统药物与非药物治法的突破点。因此,活血化瘀方药已广泛用于临床,收到了独特的效果,活血化瘀已是中医治疗冠心病的重要法则。白工清任创立诸活血逐瘀汤以来,活血化瘀的方法在冠心病临床应用愈来愈受重视,因为用中医中药活血化瘀,尽快恢复血流灌注,既可达到溶栓目的,又避免了溶栓的不良反应。活血化瘀对各类冠心病均可使用,因为中药在活血化瘀的同时可以止血;中药活血化瘀在患者急性发作运送至医院之前就可使用,少受条件限制,选择吸收快的给药途径如舌下含服,药物剂量便于掌握,阻止病情急剧恶化,为送到医院抢救治疗争取了宝贵的时间。

(6)多种剂型,立体治疗:已有大量符合中医病机的高效稳定的中药成药制剂、静脉制剂广泛应用于临床,已成为治疗冠心病的主力军。现在临床上广泛使用的治疗冠心病的中药成药有片剂、胶囊剂、汤剂、针剂(见有关章节)等多品种;中药西制,服用方便,老少皆宜,疗效肯定。特别是对卒中后遗症偏瘫的康复治疗,除了药物治疗外,针灸及按摩更显示出了中医的优势。

(7)中药将成为治疗冠心病首选药物:近年来,西药来势凶猛,在国内医药市场上把传统中药的市场份额吞噬到所剩无几,然而,在冠心病治疗市场上,中药成药制剂仍是占据较大市场份额的畅销药品。

相对于化学药物,治疗冠心病中药成药具有多成分、多靶点和多效性等特征,药物来源及剂型广泛,治疗方案灵活,不良反应较小,且具有预防保健功能,适合长期使用。在国内冠心病药物市场,以速效救心丸、冠心保和丸、复方丹参滴丸、脑心通、心血康等具有代表性的中药成药制剂发展迅速,使得生产这些药物的企业发展潜力巨大,前景看好。

前瞻产业研究院数据监测中心的数据显示,我国冠心病中药成药2009～2011年的市场规模分别为348亿元、408亿元、486亿元,其年均复合增长率为21.94%,高于整个冠心病用药市场18.55%的复合年平均增长率,更高于冠心病化学药物市场16.73%的复合年平均增长率。

目前,我国冠心病中药成药市场正处于自由竞争阶段,冠心病中药成药市场近几年均保持了快速增长势头,年增长率均保持在两位数的水平,冠心病中药成药产业正逐渐从稚嫩走向成熟,并不断地发展壮大。与此同时,随着冠心病发病率不断增长,大众健康意识不断增强,人们的就诊率和用药水平不断提高,老龄化趋势增加,农村医保覆盖率增加以及国家对医药产业的政策扶持,我国冠心病中药成药市场在今后几年仍将保持较快的速度发展,医药企业对冠心病中药成药市场的投入力度也将逐渐加大,因此可以预见,我国冠心病中药成药市场在医药市场的地位将会越来越重要,市场成长性较好。

5. 中医辨证施治

(1)中医对冠心病的认识:冠心病主要症状是胸痛、胸闷、心悸、气短等,但部分危重患者可以无痛或仅出现面色苍白、大汗淋漓、四肢厥冷、脉微欲绝或脉涩结代等厥脱表现。在发作期必须作出及时处理以缓解心绞痛,缓解期则予辨证施治,常以攻补兼施为治则,以减少或控制心绞痛发作。

中医治疗冠心病应掌握的基本原则:一是中医根据患者的各种症状辨证施治,进行相应的针对性治疗;二是对患者进行整体调节;三是急则治标、缓则治本。

(2)发作期的治疗:心绞痛发作时应用宽胸气雾剂等口腔喷雾给药,并舌下含化麝香保心丸、速效救心丸以缓解疼痛。为预防复发或夜间发作,可使用心绞痛宁膏等中药缓释膜敷贴心前区。

(3)缓解期的治疗

①心脉瘀阻证:症见心胸剧痛,如刺如绞,痛处固定,入夜尤甚,心悸不宁,舌质紫黯有瘀点或瘀斑,脉沉涩或结代。治法:活血化瘀,通脉止痛。方药:血府逐瘀汤加减。当归 10 克,生地黄 5克,桃仁 12 克,红花 8 克,枳壳 12 克,桔梗 10 克,白芍 15 克,柴胡 12 克,川芎 10 克,牛膝 12 克,甘草 6 克。每日 1 剂,水煎,分 2 次服用。

【方 解】 本方主治"胸中血府血瘀"所致诸证。方中桃仁、红花、川芎、当归养血活血;生地黄、白芍滋阴补血和血;柴胡疏肝行气,枳壳理气行滞以助活血化瘀之力;桔梗开肺气,载药上行,合枳壳一升一降,有开胸利气之功;牛膝通利血脉,引血下行;甘草调和诸药。诸药配合,使血活气行,瘀化瘀消而脉亦通,诸证自愈。

【加 减】 兼胁痛患者,加香附 15 克、延胡索 18 克以增强疏肝理气止痛;兼心气阴不足患者,加吉林参 10 克(另炖)、麦门冬 15 克益气养心;兼心烦失眠患者,加酸枣仁 18 克、夜交藤 20 克安神助眠。

中药成药可选用复方丹参滴丸、地奥心血康等。中药针剂可选用心血管病组方 1 号或选 2 号注射液静脉滴注。

②痰浊痹阻证:症见胸闷如窒而痛,痛引肩背,气短喘促,肢体沉重,体胖多痰,或有咳嗽,呕恶痰涎,舌苔浊腻,脉象弦滑。治法:化痰泄浊,通阳开胸。方药:瓜蒌薤白半夏汤合涤痰通脉汤加减。瓜蒌 15 克,薤白 15 克,法半夏 12 克,陈皮 10 克,茯苓 15 克,枳实 15 克,胆南星 12 克,生姜 3 片,甘草 6 克。每日 1 剂,水煎,分 2 次服用。

【方　解】　瓜蒌开胸中痰结；胆南星、法半夏、陈皮化痰降逆；薤白辛温通阳，豁痰下气；枳实通阳豁痰，温中理气；茯苓健脾渗湿；甘草调和诸药。共收化痰降逆、温通胸阳之功效。

【加　减】　兼阳虚有寒患者，加熟附子12克(先煎)、肉桂3克助阳散寒；兼心脉瘀阻患者，加丹参20克、三七末3克(冲服)活血通脉；痰郁化火患者，加黄连9克、天竺黄15克清热除痰；痰扰清窍眩晕患者，加天麻12克、石菖蒲12克定眩止晕。

中药成药可选用通心络胶囊、地奥心血康等。中药针剂可选用心血管病组方4号注射液静脉滴注。

③寒凝心脉证：症见胸痛彻背，感寒痛甚，胸闷气短，心悸喘息，面色苍白，四肢厥冷，冷汗自出，口淡不渴或吐清涎，小便清长，大便溏薄，舌质淡，舌苔白，脉象沉迟。治法：温通心阳，散寒止痛。方药：通脉四逆汤加减。熟附子12克(先煎)，炙甘草10克，干姜10克，葱白9根，桂枝12克，当归10克。每日1剂，水煎，分2次服用。

【方　解】　通脉四逆汤主治寒凝经脉、真阳欲脱之危象，系在四逆汤基础上加桂枝、当归、葱白而成，冀能阳回脉复。方中以大辛大热之附子为主药，通达内外以温阳逐寒；干姜温中焦之阳而除里寒，助附子伸发阳气；以益气温中之炙甘草以缓姜、附之辛烈之性并解其毒；配以当归补血活血，合桂枝温经散寒，共成温补通脉之剂。

【加　减】　兼血瘀心脉痛剧患者，加丹参20克、三七末3克(冲服)活血通脉；兼气虚患者，加吉林参15克(另炖)补益心气。

中药成药可选用复方丹参滴丸、地奥心血康等。中药针剂可选用心血管病组方1号或2号注射液静脉滴注。

④气阴两虚证：症见胸闷隐痛，时发时止，心悸气短，倦怠懒言，面色少华，头晕目眩，遇劳则甚，舌质偏红或有齿印，脉细数或结代。治法：益气养阴，通脉止痛。方药：生脉散合炙甘草汤加

减。吉林参 10 克（另炖），麦门冬 15 克，五味子 6 克，炙甘草 10 克，桂枝 9 克，生地黄 15 克，阿胶 15 克（烊化），大枣 15 克。每日 1 剂，水煎，分 2 次服用。

【方　解】　本方由生脉散合炙甘草汤加减而成。方中吉林参、炙甘草益气养心为主药；生地黄、阿胶、麦门冬濡养阴血；五味子敛津止汗，桂枝温通心阳；大枣补益心脾，诸药相合，有补、有通、有敛，共收益气复脉、滋阴补血之功效。

【加　减】　兼心血虚明显患者，加当归 12 克、川芎 10 克、白芍 12 克以补心血；兼心烦不眠患者，加酸枣仁 18 克、夜交藤 20 克以宁心安神；兼心胸翳痛明显患者，加丹参 10 克、三七末 3 克（冲服）活血通络。

中药成药可选用生脉饮口服液、补心气口服液、益心阴口服液、参松养心胶囊等。中药针剂可选用心血管病组方 3 号注射液或生麦注射液静脉滴注。

⑤心肾阴虚证：症见胸闷胸痛，心悸盗汗，心烦不寐，腰膝酸软，眩晕耳聋，大便秘结，舌质红，舌少苔或无苔，脉象细数。治法：滋阴补肾，养心安神。方药：左归饮合天王补心丹加减。山茱萸 12 克，熟地黄 18 克，山药 15 克，枸杞子 15 克，茯苓 15 克，五味子 6 克，当归 10 克，麦门冬 15 克，天门冬 15 克，酸枣仁 15 克，柏子仁 12 克，丹参 15 克，炙甘草 10 克。每日 1 剂，水煎，分 2 次服用。

【方　解】　方中熟地黄滋肾养阴；山茱萸、枸杞子益精敛汗；山药健脾益肾，炙甘草补益心脾，茯苓健脾宁心，天门冬、麦门冬清心养阴；当归、丹参补血活血；酸枣仁、五味子、柏子仁养心安神。诸药合用，共收滋阴补肾、养心安神之效。

【加　减】　兼心胸翳痛明显患者，加丹参 18 克、三七末 3 克（冲服）以活血止痛；兼心气虚弱患者，加吉林参 10 克（另炖）补气养心；兼腰痛患者，加续断 15 克、杜仲 15 克补肾壮腰止痛。

中药成药可选用生脉饮口服液、参松养心胶囊等。中药针剂可选用心血管病组方3号注射液或生麦注射液静脉滴注。

⑥心阳不振证:症见心胸疼痛,气短乏力,形寒肢冷,面色苍白,或见唇甲青紫,舌质淡,舌苔白,脉沉微或迟缓无力。治法:补气助阳,温通心脉。方药:参附汤合人参四逆汤加味。吉林参15克(另炖),熟附子12克(先煎),干姜10克,白术15克,肉桂3克,炙甘草6克。每日1剂,水煎,分2次服用。

中药成药可选用心宝、复方丹参片、心可舒片、地奥心血康、通心络胶囊、山海丹胶囊等。

【方　解】　参附汤为峻补阳气以救暴脱之剂,常用于急救。方中人参大补元气;熟附子、肉桂温助肾阳;白术温补脾阳;炙甘草调和诸药,共奏补气助阳、温通心脉之效。

【加　减】　兼血瘀心痛患者,加丹参20克、三七末3克(冲服)活血通脉;兼尿少水肿患者,加茯苓20克、猪苓18克利水消肿。

中药成药可选用复方丹参滴丸、心宝等。中药针剂可选用心血管病组方1号或2号注射液静脉滴注。

在中药治法方面,运用行气活血法、益气活血法、益气养阴法、活血化瘀法等治疗心绞痛取得了显著的效果,其中,以活血化瘀法研究得最早、最全面,使用最多。活血化瘀类成药种类繁多,可根据其组方特点及患者的体质状况酌情选用。此类中药成药较芳香温通类中药成药药性稍为平和,患者症状缓解后可根据病情酌情巩固治疗时日。

若患者胸闷、胸痛症状不明显,仅有乏力、头晕、失眠等症状,则应根据病情辨证选用扶正养心类中药成药。在选用扶正养心类中药成药时,应辨明患者是属于心气虚还是心阴虚,以及是否有其他脏器的亏损和兼夹证候,辨证选药并可守方常服。

对临床症状不明显,而心电图检查持续异常需长期服药的患者,最好选用某些单味中药提取制剂,如振源胶囊、三七皂苷片、地奥心血康、银杏天宝、银可络、虫草精胶囊等,此类提取制剂成分单一，药性平和，不良反应少，可较长时间服用。另外，某些传统中药成药像六味地黄丸、金匮肾气丸、人参归脾丸、柏子养心丸等，也可根据病情酌情选用。只要辨证准确，也能起到很好的治疗作用。如果患者证候虚实夹杂，难以选择对证成药，或中药成药治疗效果不理想时，则应改用中药汤剂，汤剂的最大优势就是能够随证施治，达到"观其脉证、知犯何逆、随证治之"的目的，使治疗更具有针对性。所以说，要真正发挥中药成药在治疗冠心病中的作用，我们应该有这样的理念：单纯活血化瘀是不够的，由于冠心病常以胸痛、胸闷为主要临床表现，而活血化瘀、通络开窍类中药成药具有疗效确切、服用方便等优点，能迅速缓解症状，所以临床使用活血化瘀、通络开窍类中药成药治疗冠心病非常普遍，以致出现忽视辨证论治，动辄活血化瘀、长期活血化瘀的倾向。无须置疑，冠心病的"瘀"是客观存在的，因为有血管的狭窄或不通，治疗中以"通"为务似乎是理所当然的。但是，不容忽视的客观现实是，人是一个有机的整体，人的体质存在很大差异，形成"瘀"的原因也是多种多样的，要解除这些瘀阻并不是单纯活血化瘀就能解决的，不能简单地一"通"了之。

根据中医对冠心病的认识，对大多数患者来说活血化瘀、通络开窍类中药对冠心病的治疗只能起到治标的作用，要杜绝冠心病心绞痛、心律失常的反复发作甚至心肌梗死的发生，还应治本，即针对引起冠心病的病因进行治疗，通过对患者脏腑虚实的补泻及阴阳平衡的调整，消除形成胸痹的病理基础，从这个角度来说，补气是通，温阳是通，理气是通，化痰也是通，这就是中医辨证论治的具体体现。

有些冠心病患者长期连续服用冠心苏合丸、复方丹参片等这些药物，以为这样才能有效地预防心绞痛和心肌梗死，其实，这种做法并不科学。症状较轻的冠心病患者，不宜长期连续服用这些药物。

要辨证施治,按证选药。如性情急躁、以胸痛为主要症状的患者,可选用活血化瘀为主的药物,如心可舒、山海丹等;如气阴两虚型患者,宜选用滋心阴、补心气的药物;如体质虚弱患者,宜多用扶正宁心类药物,如心元胶囊等。

用药要考虑气候特点和并发症。夏季心绞痛发作,宜选用通脉的药物,如速效救心丸等;而有的药物如金泽冠心胶囊则四季均可运用。冠心病合并高血压、卒中时,可选用步长脑心通及银杏天宝等。

要选择药品剂型适宜、不良反应小的药物,如遇急重症时,宜选用针剂或速效制剂如参麦针、复方丹参滴丸等。

6. 单味中药的选用

(1)黄芪:豆科植物黄芪或内蒙古黄芪的根,味甘性微温,归脾经、肺经,具有补气升阳、固表止汗、托疮排脓、利尿消肿等功效。黄芪有很好的强心作用,可扩张冠状动脉,增加心肌营养性血流量,提高机体的抗氧化能力,升高冠心病患者血中超氧化物歧化酶(SOD)活性,从而减轻各种原因产生的氧自由基对心肌的损伤。黄芪还可明显提高冠心病患者红细胞钠泵的功能,使细胞内钠浓度降低,一方面可恢复红细胞功能,另一方面也有利于心肌细胞的营养代谢。临床常用于冠心病心气不足,以气短乏力为主症的患者。

(2)丹参:丹参味苦性微寒,具有活血祛瘀、凉血消痈、除烦安神等功效。归心经、心包经、肝经,古人曾有"一味丹参、功同四物"的说法。临床广泛用于治疗冠心病心绞痛,是各种活血化瘀药物中使用最多的药物。能有效改善垂体后叶素所引起的实验动物急性心肌缺血,减少血小板聚集,抑制血栓形成,抑制凝血及促纤溶,还可解除微血管痉挛。丹参还有轻度扩张冠状动脉及开放冠状动脉侧支循环的作用,能减小实验动物缺血时心肌梗死范围,清除自由基,减轻缺血和心肌再灌注时脂质过氧化物的损伤。

临床常用于冠心病心血瘀阻，以面色、口唇、爪甲等青紫为主症的患者。

（3）川芎：川芎味辛性温，归肝经、胆经、心包经，具有活血行气、通经止痛等功效。川芎具有多种心血管药理作用，可扩张冠状动脉，增加冠状动脉血流，降低心肌耗氧量，缩小实验性心肌梗死的范围，降低纤维蛋白原，降低血液黏稠度，抑制血小板聚集，有类似阿司匹林样作用，但没有阿司匹林的易引起消化性溃疡等不良反应。

（4）红花：红花味辛性微温，归心经、肝经，具有活血祛瘀、通络消肿等功效。红花具有强心作用，可降低心肌耗氧量，减小心肌梗死范围，抑制血小板聚集，并有一定的血管扩张作用，可降低外周血管阻力。临床针对心血瘀阻证，常配伍使用川芎、红花类药物以通经活血。

（5）葛根：葛根味甘辛性凉，归脾经、胃经，具有解肌退热、升阳透疹、生津止渴等功效。葛根具有扩张冠状动脉、降低血压等作用，是近年来临床上治疗冠心病心绞痛的常用药物，临床患者出现背痛或颈项不适也常配伍使用葛根。

（6）当归：当归味甘辛性温，归肝经、心经、脾经，具有补血和血、调经止痛、润肠通便等功效。当归具有降低血小板聚集及抗血栓作用，可对抗心肌缺血，显著增加冠状动脉血流量，降低心肌耗氧量。当归醇提取物具有类似奎尼丁样作用，显著延长心电平台期时间而具有抗心律失常作用。当归对心脏有抑制作用，并可扩张外周血管，降低血压。此外，当归可抗动脉粥样硬化，降低血脂、抗氧化，清除自由基。当归所具有的补血活血作用，临床也常在心脾两虚的冠心病中配伍使用，以补血养心。

（7）枳实：枳实味苦性微寒，归脾经、胃经，具有行气化痰、散结消痞等功效。枳实具有一定的强心作用，可用来治疗冠心病等引起的心力衰竭。枳实的强心成分为羟福林和 N-甲基酪胺，通过兴奋α和β受体而起强心作用。枳实注射液具有升压、强心、利尿作用。能增加心脑肾血流量，可增强心肌的收缩力，明显改善心脏的射血能力，有较好的利尿作用。针对临床冠心病患者所出现的心下痞满、食后脘腹胀闷之症，也常配伍使用枳实。

(8)赤芍：赤芍味苦性微寒，归肝经、脾经，具有清热凉血、活血祛瘀等功效。赤芍可使心率减慢，心搏出量减少，冠状动脉流量增加，血压下降，抗心肌缺血，通过抑制凝血酶、抗纤溶酶原、抗血小板聚集等，发挥抗血栓作用，并具有抗动脉粥样硬化、清除自由基、降血糖等作用。赤芍养血活血，入络破血行瘀，《别录》言赤芍能"通顺血脉，缓中，散恶血，逐贼血"。川芎辛香行散，温通血脉，上走下达，活血行气，行血之中以活血，行气之中以散郁，为血中之气药。二者相用，则行血而不破血，补血而不滞血，《本草汇言》谓"川芎，上行头目，下调经水，中开郁结，血中气药"，配伍组合，可除瘀血心痛。

(9)栝楼：栝楼味甘微苦性寒，归肺经、胃经、大肠经，具有清热涤痰、宽胸散结、润燥清肠等功效。栝楼具有扩张冠状动脉、抗心肌缺血、改善微循环、抑制血小板聚集、耐缺氧、抗心律失常、抗衰老等作用。栝楼涤痰散结，宽胸理气，调畅血脉，通达阳气，故能除胸中痰浊，散胸中瘀阻，常与薤白相伍，因薤白苦降辛散，辛散则助阳气以行，苦降则涤痰散瘀，并下行通阳调气以止痛。二药相用，涤痰之中能通阳，散瘀之中能通脉，走心窍而除痹症，兼疗痰中有瘀、瘀中有痰之胸痹。

7. 心绞痛发作时中药的选用　中药治疗心绞痛有服用方便、安全有效、止痛迅速、疗效确切、作用持久稳定的特点。由于心绞痛的临床表现复杂多样，患者要在医生的指导下，正确选择适合自己的药物，心绞痛才能得到更好的缓解。

如何使用中药治疗心绞痛呢？我们根据中医对心绞痛的分型，来介绍一下中药治疗心绞痛的方法。

（1）因劳动（活动）或情绪波动引起的劳累性心绞痛。若表现为心胸闷痛，神疲乏力，气短不足，过劳则剧，休息后可减轻或缓解，可选用麝香保心丸，每次1～2丸，每日3次，口服；若表现为胸痛剧烈，手足不温，脸色苍白，冷汗自出，受凉或遇寒后加剧或诱发，可选用冠心苏合丸，每次3～4粒，每日3次，舌下含服。

（2）心绞痛已经缓解或改善，但常有胸闷、乏力、气短、心悸，要注意防治心肌缺血，可长期服用复方丹参片、脑血康滴丸、丹参滴丸、银杏叶片、地奥心血康等。

（3）安静或休息状态下发生的稳定性心绞痛，表现为胸痛弊闷，放射性肩背痛，经休息或含服硝酸甘油不易缓解，或在深夜、凌晨突然发生，并且定时出现症状（变异性心绞痛），可选用速效救心丸。急性发作时，每次10～15粒，立即舌下含服；胸痛缓解后，每次4～6粒，每日3次，舌下含服。

（4）胸闷疼痛频繁发作，程度加剧，时间延长的不稳定性心绞痛，平时可选用三七总苷片或胶囊，每日3次，每次2片，口服，一般3·4周为1个疗程，选用参三七粉，每日3次，每次3克，冲服；或者选用通心络胶囊，每日3次，每次2～4粒，口服。

在使用以上中药治疗心绞痛时，应密切观察病情，严格遵守服药剂量和疗程，不得随意停药、换药。患者或家属还应仔细阅读药物使用说明书，了解药物使用注意事项，避免药物使用禁忌。此外，良好的精神状态、合理的膳食营养、适度的体育锻炼等，对于防治心绞痛也是大有好处的。

（三）对心脏有益及有害的药物

1. 对心脏有益的药物

（1）三磷酸腺苷（ATP）

【适应证】 适用于心力衰竭、心肌炎、心肌梗死、冠状动脉粥样硬化等,与辅酶 A 等配制的复方注射液,适用于心力衰竭等。

【用量用法】 肌内注射或静脉注射:每次 20～40 毫克,每日 1～3 次;肌内注射、静脉注射都用注射用的三磷酸腺苷,另附有缓冲液溶解,再以 5%～10% 葡萄糖注射液 10～20 毫升稀释后缓慢静脉推注,也可用 5%～10% 葡萄糖注射液 250～500 毫升稀释后静脉滴注。

(2)三磷酸胞苷(CTP)

【适应证】 适用于心功能不全、进行性心肌萎缩等。

【用法用量】 肌内注射:每次 20～40 毫克,每日 1～2 次。

(3)肌苷(次黄嘌呤核苷)

【适应证】 适用于肺源性心脏病等。

【用法用量】 口服:成年人每次 1～3 片,每日 3 次;小儿每次 0.5～1 片,每日 3 次。静脉滴注:每次 200～600 毫克,以 5%～10% 葡萄糖注射液 250～500 毫升稀释,每日 1 次。

(4)环磷腺苷(cAMP)

【适应证】 适用于心绞痛、心肌梗死、心肌炎及心源性休克,对改善风湿性心脏病的心悸、气急、胸闷等症状有一定的作用。

【用法用量】 肌内注射:每次 20 毫克,溶于 2 毫升 0.9% 氯化钠注射液,每日 2 次。静脉推注:每次 20 毫克,溶于 20 毫升 0.9% 氯化钠注射液,每日 2 次。静脉滴注:每次 40 毫克,溶于 250～500 毫升 5% 葡萄糖注射液,每日 1 次。冠心病每 15 日为 1 个疗程,可连续应用 2～3 个疗程。

(5)1,6-二磷酸果糖(FDP)

【适应证】 适用于低磷酸血症。低磷酸血症可在急性情况,如输血、在体外循环下进行手术时出现。

【用法用量】 每次 5～10 克,溶于 5% 葡萄糖注射液 250 毫升,每日 1 次,静脉滴注。治疗低磷酸血症的剂量,应根据磷酸缺乏的程度,以免磷酸超负荷。较大剂量时建议每日分 2 次给药。

小儿剂量应根据体重(70～160 毫克/千克),不要超过建议剂量。

(6)辅酶 A(Co-A)

【适应证】 适用于冠状动脉粥样硬化、慢性动脉炎、心肌梗死等。

【用量用法】 静脉滴注:每次 50～100 单位,以等渗盐水或 5％～10％葡萄糖注射液 500 毫升稀释,每日 1～2 次或隔日 1 次。肌内注射:每次 50～100 单位,以 0.9％氯化钠注射液稀释,每日 1 次。一般以 7～14 日为 1 个疗程。

(7)辅酶 Q10

【适应证】 适用于心血管疾病如病毒性心肌炎、慢性心功能不全等。

【用量用法】 每次 1 片,口服,每日 3 次,饭后服用。肌内注射或静脉注射,每次 5～10 毫克,每日 1～2 次。

(8)细胞色素 C

【适应证】 适用于心脏病引起的缺氧等。

【用量用法】 肌内注射:成年人每次 15 毫克,每日 1 次,重症每次 30 毫克,每日 2 次;小儿用量酌减。静脉推注:每次 15～30 毫克,以 25％葡萄糖注射液 20 毫升稀释,每日 1～2 次。静脉滴注:每次 30 毫克,以 5％～10％葡萄糖注射液 250～500 毫升稀释,每日 1～2 次。

(9)天门冬氨酸钾镁注射液

【适应证】 适用于低钾血症、洋地黄中毒等引起的心律失常、心肌炎后遗症、慢性心功能不全、冠心病等。

【用量用法】 静脉滴注:成年人,每次 10～20 毫升,以 5％或 10％葡萄糖注射液 250～500 毫升稀释,每日 1 次;小儿用量酌减。

(10)维生素 E

【适应症】 适用于改善脂质代谢,预防冠心病和动脉粥样硬化。

【用法用量】 口服:每次 10～100 毫克,每日 1～3 次。大剂量服用指每日 400 毫克以上,长期服用指连续服用 6 个月以上。一般饮食中所含维生素 E,完全可以满足人体的需要。因此,老年人大剂量长期服用维生素 E 不仅是不需要的,而且是不安全的,还能产生不良反应。

(11)黄芪注射液

【适应证】 适用于心气虚损、血脉瘀阻之病毒性心肌炎、心功能不全等。

【用法用量】 肌内注射:每次 2～4 毫升,每日 1～2 次。静脉滴注:每次 10～20 毫升,每日 1～2 次。

(12)极化液

①镁极化液(G-I-K-M)

【组 成】 普通胰岛素 10 单位、10％氯化钾注射液 10 毫升和 10％硫酸镁注射液 10～20 毫升,加入 10％葡萄糖注射液 500 毫升,每日 1 次,静脉滴注,连用 7～14 日为 1 个疗程。

【分 析】 镁极化液即是在常规极化液中加入一定量的硫酸镁,因为镁对心肌电活动有广泛的影响;同时,镁能激活心肌腺苷环化酶,维持线粒体的完整和促进其氧化磷酸化过程;镁能激活 Na^+、K^+ ATP 酶,阻止细胞内钾外流,并使细胞外钾进入细胞内,降低了血 K^+ 浓度,从而能使缺血损伤的心肌细胞恢复极化状态,抑制折返,减少心律失常的发生;同时能提供能量,加强心肌收缩功能。

②强化极化液

【组 成】 普通胰岛素 10 单位、10％氯化钾注射液 10 毫升和 L-门冬氨酸钾镁(L-PMA)注射液 20 毫升加入 5％～10％葡萄糖注射液 300～500 毫升,每日 1 次,静脉滴注,连用 7～14 日为 1 个疗程。

【分　析】 门冬氨酸钾镁在 20 世纪 70 年代已用于临床,门冬氨酸对细胞亲和力很强,作为螯合剂与金属离子结合后,分离较慢,可作为钾、镁离子载体重返细胞内,提高细胞内钾浓度,从而发挥钾、镁离子的作用;另外,还参与细胞内三羧酸循环。冠心病患者由于摄入不足,长期服用利尿剂等因素,50％患者有低钾血症,其中又有 42％患者并发低镁血症,因此加入 L-PMA 后就同时有 Na^+、K^+、ATP 泵载体和钾、镁离子载体(L-PMA)促进钾离子进入细胞内,使缺血损伤的心肌细胞恢复极化状态时得到加强,有强化原极化液的作用。

③常规极化液(G-I-K)

【组　成】 普通胰岛素 10 单位和 10％氯化钾注射液 10 毫升,加入 10％葡萄糖注射液 500 毫升,每日 1 次,静脉滴注,连用 7～14 日为 1 个疗程。

【分　析】 心肌细胞在复极过程中的离子交换,主要是 Na^+、Ca^{2+} 离子的内流和 K^+ 离子的外流,从而使心肌细胞内恢复负压,回到极化状态,但此时细胞膜内外离子的分布尚未恢复,心肌细胞未达到真正的极化状态,还必须依靠钠-钾泵,由 ATP 供给能量,排出 Na^+、Ca^{2+} 和摄回 K^+,使细胞内外离子的分布恢复到静息状态——极化状态。

胰岛素可促进多种组织摄取葡萄糖,如骨胳肌、心肌和脑垂体等,可使血中 K^+、脂肪酸和氨基酸含量降低;缺血损伤的心肌纤维中的钾外逸,且能量不足,而极化液在提供糖、氯化钾的同时供给胰岛素,可使细胞外钾转回心肌细胞内,改善缺血心肌的代谢;促进葡萄糖进入心肌细胞内,抑制脂肪酸从脂肪组织释放,从而减少中性脂肪滴在缺血心肌中堆积。胰岛素还能显著增加心肌蛋白质的合成,所以极化液能使病态的心肌细胞恢复细胞膜的极化状态,对保护缺血损伤的心肌、改善窦房和房室传导,以及防止心律失常等均有一定作用。

静脉滴注极化液注意事项:接受极化液静脉滴注的老年患者,有些会发生较严重的不良反应,主要表现为低血压。为防止类似情况发生,静脉滴注极化液应注意以下事项。

a. 注意个体差异:不同的患者对药物敏感度不同,采用循序渐进的方法,一旦发现高度敏感患者,要及时防止不良反应的发生。

b. 尽量采取卧位:卧床患者输完液体休息片刻再走,不可过快改变体位,以免摔伤。

c. 严格掌握输液速度:对老年且患冠心病、心功能不全者,输注极化液时速度要慢。治疗初期以每分 10 滴的速度缓慢滴入,30 分钟后逐渐加速,并随时注意观察患者的反应,最高速度不超过 20 滴。

d. 不同病情的患者选用不同的药物:没有高血压的患者不应用硫酸镁,经济条件许可时用硝酸异山梨酯代替硝酸甘油等,从而既达到治疗效果又减轻不良反应。

e. 备一些糖果或点心:根据患者就餐时间,在餐后两小时左右或当患者感觉不适时用以补充,以防低血糖反应。

(13)能量合剂

【组　成】　粉针剂,每支含辅酶 A50 单位、三磷酸腺苷 20 毫克、胰岛素 4 单位,3 种成分都能提供能量,促进糖代谢,有助于病变器官功能的改善。

【适应证】　冠心病、肾炎、肝炎、肝硬化等。

【用法用量】　每次 1 支,用 2 毫升生理盐水溶解,肌内注射,每日 1~2 次;或每次 1~2 支,溶于 5% 葡萄糖注射液 500 毫升,缓慢静脉滴注。

2. 对心脏有害的药物　俗话说是药三分毒,绝大多数药物除了具有治疗作用外,均有一定的毒性。尽管毒性作用的性质各不相同,但其严重程度却与用药不当有关,一般是在超剂量或用药时间太长时才会产生。值得注意的是,心脏对某些药物敏感性很强,在治疗量以内或长期蓄积均可出现中毒反应,特别是婴幼儿、老年人更易发生,应引起足够重视。

(1)镇静催眠药:如水合氯醛、甲喹酮(安眠酮)、氯丙嗪(冬眠灵)等,若长期或大剂量应用,可损害心脏,影响循环系统,出现心脏抑制和血压下降。安眠酮还可诱发心动过速、心悸、心力衰竭等。

(2)抗抑郁药:如丙咪嗪、氯米帕明(氯丙咪嗪)、多塞平(多虑平)等,对心脏的传导系统有毒性作用。老年人应用后可引起心律失常和传导阻滞,特别是咪嗪类药物,可损害心肌,诱发体位性低血压。

(3)抗休克药:如肾上腺素、去甲肾上腺素、多巴胺、盐酸麻黄碱等,对心脏的毒性作用较大,常易引起心律失常、心动过速、心绞痛等。

(4)抗高血压药:如盐酸肼哒嗪、硫酸胍乙啶、利舍平(利血平)、甲基多巴、硫酸胍生等,易引起心动过缓、心悸、直立性低血压等,尤其是哒嗪类药物,可使心率加快、心输出量增加、心肌耗氧量增加,易诱发心绞痛和心力衰竭。

(5)血管平滑肌舒张药:如双肼屈嗪(双肼酞嗪)、米诺地尔(长压啶)、地巴唑等,易引起冠状动脉痉挛,特别是老年人若原患有心绞痛、心肌缺血和缺氧,会加重病情。

(6)止喘药:如氨茶碱、麻黄素、特布他林(博利康尼)、氯丙那林(氯喘)、百喘朋等,可引起心肌过度兴奋而发生心悸、心动过速、血压骤降等危象,尤其是对患有器质性心脏病的老年人应禁用此类药物(特别是麻黄素)。

(7)平滑肌、横纹肌兴奋药:如氯化铵、甲酰胆碱、加兰他敏等,对心脏毒性较大,常常引起心动过缓、心律不齐、传导阻滞等。

(8)中枢兴奋药:如盐酸山梗茶碱、盐酸丙咪嗪等,若大剂量应用,可引起心动过缓、传导阻滞、呼吸抑制、心肌损害等。

(9)抗胆碱药:如硫酸阿托品、颠茄酊等,毒性作用与剂量过大有关,常引起心动过速、心悸,严重者可出现幻觉、谵语和昏迷。

以上药物在应用时,一定要在医生指导下合理选用,千万不可随意滥用,以免导致中毒反应,造成严重后果。

(四)合理选用药物

不少冠心病患者是药店的常客,有些患者经医生诊断患了冠心病,吃了一段时间医生开的药后,便自己到药店购药治疗;或听了朋友的推荐,到药店指名购买某药;还有的患者患病时间较长,"久病成良医",常到药店自己购药治疗。但是必须提醒广大患者,治疗冠心病的药物种类繁多,选药时一定要慎重,务必分清药物的作用方式是以"通"为主,还是以"养"为主,才能针对自己的病情合理选药。

1. 以"通"为主的药物

(1)西药中大部分药物都是以"通"为主的药物。

①硝酸甘油类:如硝酸甘油片、异山梨酯(消心痛)、单硝酸异山梨酯等。这类药的作用以扩张冠状动脉、抑制血小板聚集为主。

②抗血小板药物:如阿司匹林、双嘧达莫(潘生丁)等。这类药物能够阻碍血小板黏附、聚集及释放,防止血栓形成。

(2)中药中的活血化瘀类、芳香温通类等药物都是以"通"为主。

①活血化瘀类药物:如丹参、三七类药物。这类药物的作用主要为活血化瘀,能够扩张冠状动脉,降低心肌耗氧量,抗血小板聚集。

②芳香温通类药物:如冠心苏合丸、麝香保心丸等。这类药

物的作用主要为芳香温通,能够扩张冠状动脉。

2. 以"养"为主的药物

(1)西药:能营养保护心肌和提供能量的药物,如辅酶 Q10、三磷酸腺苷、肌苷、B 族维生素等。此类药物具有清除自由基等作用。

(2)中药:补养、调养、养心等方法是中药最擅长的,也是中药的优势所在,中药养心具有作用途径广泛、不良反应少的特点。以"养"为主治疗心脏病的药物,如通脉养心丸、宁心宝、柏子养心丸等。

3. 选用药物原则

(1)各期的用药原则

①急性发作期:冠心病心绞痛等急性发作,必须迅速急救处理,此时应遵循"急则治其标"的原则,应用硝酸甘油等以"通"为主的药物。

②缓解期:冠心病急性发作后进入缓解期,此时应遵循"标本兼治"的原则,即以"通"为主的药物和以"养"为主的药物同时应用或交替应用。

③稳定期:冠心病经过综合治疗,病情得以改善,症状得以缓解,无明显的胸闷、胸痛、心悸等症状,并且较长时间不再发作。但是千万注意此时病情虽平稳,但仍未完全治愈,故仍应坚持用药,以巩固疗效,并遵循"缓则治其本"的原则,选用以"养"为主的药物,防止病情恶化,从而逐步减少甚至避免急性症状的反复发作。

专家提醒广大冠心病患者,千万不能光"通"不养,更不能"通"后不养,一定要将"养心"治疗贯彻于冠心病的整个治疗过程中,才能打破冠心病久治不愈、反复发作,甚至愈犯愈重的恶性循环。

(2)ABCD 选药方案

冠心病无论处于哪个时期的治疗都会应用药物,一般来讲,若能坚持按照下面 4 项基本用药方法执行,则可大大减少冠心病急性发作的发生,使不稳定心绞痛、急性心肌梗死、严重致命性心律失常(如室性心动过速、心室颤动)等发生率明显减少,从而达到减轻病情、改善症状和延长寿命的目的。由于这 4 项基本用药方法开头第一个英文字母分别为 A、B、C、D,为了便于记忆,我们称它为"ABCD"。

①A:包括 3 个 A。

a. 阿司匹林(Aspirin):长期每日口服 50~100 毫克肠溶阿司匹林,具有对抗和抑制血小板聚集的作用,可减少冠状动脉内血栓形成,使冠状动脉保持畅通。

b. 抗心绞痛(Anti-angnal):若冠心病患者有心绞痛发作,应立即舌下含服硝酸甘油 1~2 片,不仅能止痛且能缓解病情,若胸痛仍然不能缓解,应立即到医院就诊。

c. 血管紧张素转换酶抑制药(ACEI):如卡托普利、依那普利、雷米普利等,不仅能够治疗高血压,且能改善心功能,减少心脏重塑,对心脏也有保护作用。

②B:包括 2 个 B。

a. 应用 β 受体阻滞药(Betablocker):如美托洛尔、卡维地洛尔、阿替洛尔、比索洛尔等,只要没有禁忌证的冠心病患者均应常规应用 β 受体阻滞药,不仅能降低血压,减轻心脏负担,而且可治疗劳力性心绞痛、减少心律失常、预防再次心肌梗死和改善心功能等。

b. 控制血压(Bloodpressure):高血压是冠心病的重要危险因素,对冠心病患者控制血压尤为重要。最好能把血压控制在 130/85 毫米汞柱以下,这样不仅可减少冠心病急性发作的发生,且可减少高血压本身的并发症,如卒中、心脏肥大、心功能不全、肾功能不全和眼底病变等。为方便记忆,可将降压药又分成 ABCD。

(a)ACEI:如贝那普利(洛汀新),每次 5～10 毫克,每日 1 次,口服;ARB:如厄贝沙坦(安搏维),每次 150 毫克,每日 1 次,口服。

(b)β 受体阻滞药:主要影响舒张压,故治疗高血压一般不单用。如比索洛尔(康忻、博苏),每次 1.25 毫克,每日 1 次,口服(须牢记 β 受体阻滞药的每个禁忌证:心率慢、急心心力衰竭、心力衰竭加重、Ⅱ度以上房室阻滞、哮喘等)。

(c)CCB:主要影响收缩压,如硝苯地平控释片(拜新同),每次 30 毫克,每日 1 次,口服。

(d)利尿药:如螺内酯(安体舒通),每次 20 毫克,每日 1 次,口服(对血压影响小,但有拮抗醛固酮作用,对心力衰竭者尤佳);氢氯噻嗪,每次 25 毫克,每日 1 次,口服;吲达帕胺(纳催离),每次 5 毫克,每日 1 次,口服。如果联用 3 种降压药,必须要用利尿药。

注:上述降压药,若血压低则禁用。若血压正常可酌情应用一种,如心绞痛应用比索洛尔,每次 1.25～2.5 毫克,每日 1 次,口服。心力衰竭者应用贝那普剂(洛汀新),每次 5 毫克,每日 1 次,口服。若血压高的心绞痛,首选 β 受体阻滞药和钙通道拮抗药,二者都有一定的负性肌力和缓解心绞痛的作用。

③C:包括 2 个 C。

a. 降低胆固醇(Cholesterol):高胆固醇血症是冠心病最主要的危险因素,降胆固醇首先要管好嘴巴,少吃动物内脏、蛋黄、肥肉等富含胆固醇的食物,尽量把过高的胆固醇降下来。若经饮食控制后血清胆固醇仍不能降到正常水平,则必须服用调脂药,最常用的是他汀类调脂药,如辛伐他汀、普伐他汀、阿托伐他汀等,尽量把血清胆固醇降至 4.6 毫摩/升(180 毫克/分升)以下,该类药物不仅能降低胆固醇,且能稳定动脉粥样斑块,减少冠心病急性发作的发生率。

b. 戒烟(Cigarettes)：戒烟不仅能减少慢性支气管炎、肺气肿、肺心病和肺癌的发生率，且可减少对血管内皮的损伤，从而达到防治冠心病的目的。

④D：包括 2 个 D。

a. 防治糖尿病(Diabetes)：糖尿病不仅使血糖升高，同时常伴有脂质代谢紊乱，是引起冠心病又一危险因素。通过控制饮食、应用降血糖药和调脂药，使血糖和血脂达标，则可大大减少冠心病的复发率。

b. 控制饮食(Dlet)：从某种意义上来讲，冠心病是吃出来的。因此，对冠心病患者要求除少吃富含胆固醇的食物外，主张吃饭八分饱，切忌暴饮暴食，这是最好的养生之道。

4. 坚持长期用药是关键　随着人们生活水平的提高，人的寿命相应地延长了，中老年人所占人口的比例也愈来愈大，但大多数中老年人的生活质量并不高。传统的观念使得中老年人还不能善待自己的身体，好多人一直固守着"重治疗、轻预防"的观念，而且通常情况下对小病不治疗，能挺就挺过去，以至于延误了疾病的最佳治疗时间，使得疾病不断加重。随着科学防病治病基础知识的广泛普及，中老年人对冠心病已不再陌生，也能引起足够的重视：能主动把有效的急救药硝酸甘油或麝香保心丸放在身边，一旦觉得胸闷、胸痛就会立刻舌下含服，及时阻止冠心病心绞痛的发作。但对于冠心病是慢性病，需早预防、早诊断、早治疗及长期治疗的概念还缺乏深入的理解，只是等到胸闷、心绞痛发作时才想到吃药，一旦症状缓解就又忘记了。

"人类第一杀手"、致残致死率极高的冠心病是一种慢性病，不是一下子形成的，也不是一下子就能根除的，它是由于冠状动脉血管内皮长期受高血压、高血脂、糖尿病等危险因素侵害而逐步导致动脉粥样硬化，致使心肌缺血而造成的。动脉粥样硬化及其狭窄是一个不断进行的过程,当动脉狭窄到一定程度,心肌缺血严重时患者就会有胸闷、气短等症状,若不及时用药治疗,任其发展下去就会造成心绞痛,甚至心肌梗死。所以冠心病的治疗是长期性的,短期的症状缓解并不代表疾病被根治,动脉粥样硬化和血管狭窄依旧存在。一旦放松警惕,停止服药,动脉粥样硬化会继续发展,甚至发生严重的心脏事件冠心病急性发作。

冠心病患者需要坚持服用疗效好、不良反应小的药物。不管是应用药物治疗、支架置入术或冠状动脉搭桥术治疗的患者,都应按照医嘱坚持长期用药治疗。

5. 选用药物误区

(1)在发生心绞痛等冠心病急性发作症状时,把它当作一般的小毛病,认为稍作休息就能缓解,结果贻误了最佳治疗时机。

(2)在发生急性心肌梗死时,以为吃速效救心丸等普通药物就能挺过去,而不是及时赶往医院抢救,以至延误治疗,危及生命。

(3)认为心脏手术危险,很多患者在紧急救命时仍不愿选择创伤小、疗效好的心脏介入手术,结果错失救治良机。临床医学研究证实,冠心病急性发作患者在发病 6 小时内的救治效果最佳。目前,发达国家约 90% 的冠心病急性患者在紧急救治时选择心脏介入等先进的手术治疗方法,使这一疾病的死亡率从 30% 下降到 5% 以内。而我国则有 70% 的冠心病急性发作患者仍然选择药物保守治疗,从而导致种种不良后果。医学专家强调,冠心病急性发作患者应抛弃思想顾虑,借助现代医学成果,力争及早防治,获得最佳治疗效果。

(4)认为急性心肌梗死保守治疗好。有些冠心病患者对新技术、新疗法了解太少,觉得手术有风险,在紧急时刻不愿选择急诊介入手术。有资料表明,在我国仅有 30% 的急性心绞痛、急性心肌梗死等患者在发病后 6 小时内接受了紧急介入手术;高达 70%

的冠心病急性发作患者由于种种原因选择了药物保守治疗,效果很不理想。因此,要改变这种认识上的误区,如果经济条件许可,介入治疗无疑是一种明智的选择。

(5)认为放上支架就万事大吉。很多经常心绞痛发作的患者做完支架置入术后症状迅速消失,甚至恢复了体力活动,就以为万事大吉了。其实,支架治疗只是一种物理治疗,是通过改善血管局部狭窄,从而减轻心肌缺血而使心绞痛得到缓解。由于患者有冠状动脉粥样硬化,其他部位同样也会发生狭窄,危险性仍然存在,况且,有些患者血管病变较多,支架只放在几个重要的部位,还有的狭窄血管没有放支架。因此,即使放了支架,同样应注意按健康的生活方式生活,并根据病情,按医生要求继续用药治疗。

(6)认为实验室检查结果正常就不需服降脂药。有些患者血脂在正常范围,可是医生却给他开了降脂药,他们认为这是胡乱用药。其实不然,近年来国内外大规模临床试验证明,血脂检查结果在正常范围内,并不一定就不需要治疗,关键要看个体情况。例如,LDL-C 为 3.5 毫摩/升(135 毫克/分升),对健康人而言,属正常范围不需降脂治疗;但对患过心肌梗死、做过支架置入术或冠状动脉搭桥术、糖尿病者,或同时有多种危险因素的患者,则该血脂水平就偏高。把 LDL-C 降至 100 毫克/分升以下,可明显改善患者预后,减少冠心病急性发作的发生。另外,对于冠心病急性发作患者,他汀类降脂药可起到稳定冠状动脉粥样硬化斑块的作用,发挥该药物降脂作用以外的心血管保护作用。

6. 选用药物注意事项

(1)心绞痛发作时忌直立含药。心绞痛发作时,应立即在舌下含 1 片硝酸甘油,或嚼碎后含在舌下,含药时不能站立,以免突然晕厥而摔倒,应坐靠在宽大的椅子上。

(2)伴有低血压、心动过缓、肺心病、慢性支气管炎、心功能不全、哮喘的冠心病患者,忌用或禁用普萘洛尔(心得安)。因为普萘洛尔兼有降血压和抗心律失常的作用,只适合伴有高血压或心动过速的冠心病患者。

(3)长期服用普萘洛尔的冠心病患者,不可骤然停药,否则引起反跳,加剧心绞痛甚至发生心肌梗死。

(4)冠心病心动过速患者忌用心宝,冠心病心动过缓患者忌用活心丸。

(5)伴肝病的冠心病患者,忌用普萘洛尔、阿普洛尔(心得舒)、氧烯洛尔(心得平)、噻吗洛尔(噻吗心安)等。

(6)忌自作主张随意联合用药。在临床上发现,普萘洛尔(心得安)合并维拉帕米(异搏定),可发生心动过缓、低血压、心力衰竭,严重者甚至心脏骤停;而洋地黄和维拉帕米合用,则可发生猝死。

(7)忌自作主张随意加减药量。有些患者治病心切,擅自加量,结果反而欲速则不达,如硝酸甘油是缓解心绞痛的速效药,个别患者因一次含服不见效,就在短时间内连续含服好几片乃至10多片,结果不仅疗效不佳,反而胸痛加剧。因为,任意加大硝酸甘油量不仅产生耐药性,而且还直接造成冠状动脉痉挛。

(8)伴青光眼的冠心病患者,慎用或忌用硝酸甘油。

(9)注意不同季节不同用药。高温季节与梅雨时节相比,天气更加闷热难受,好多患者会选择呆在空调房间里,却不知道空调房存在着很多的隐患。

一般情况下,为了保持房间的舒适温度,使用空调时,房间的门窗总是关得紧紧的,室内的空气质量很差,冠心病患者很容易因为室内氧气逐步减少而出现胸闷、胸痛,甚至出现更严重的症状;而从高温的外界直接进入冷气开得很低的空调房,更容易发生因为血管遇冷急剧收缩而导致的心肌梗死、心力衰竭等。

(10)梅雨时节。最新医学统计表明,冠心病在此季节的发病率逐年增高,形成了除冬季之外的第二个发病高峰期。梅雨时节,天气闷热难受,人体极易出汗,血液黏稠度增加,冠心病患者本身就因为冠状动脉粥样硬化,血流供应不畅,很容易再次发生心肌缺血,出现胸闷、胸痛等症状,严重的甚至会发生心肌梗死、心力衰竭等导致死亡。

(11)寒流时节。通过调查发现,在寒流时节,因心肌梗死住院的患者明显增多。低温刺激易使人体交感神经兴奋,促使血压升高,心率持续加快,从而增加心肌耗氧量;寒冷的天气又引起体表小血管的痉挛和收缩,使血流速度缓慢,血液黏滞度也明显增高,从而加重心脏的负担,此时心肌缺氧加重,就出现胸闷、胸痛等症状,容易诱发心肌梗死。

四、介入疗法(冠状动脉支架置入术)

冠状动脉支架置入术是集冠状动脉造影术、冠状动脉球囊扩张术和冠状动脉内支架置入术为一体的治疗技术,是治疗冠心病的重要手段。

冠状动脉支架置入后,狭窄部位血管扩张,同时所有支架的网状管壁完全紧贴血管壁,支架管腔均匀地张开,血流畅通。此时支架逐渐被包埋在增厚的动脉内膜之中,内膜在 $1\sim8$ 周内被新生的内皮细胞覆盖,支架管壁下的中膜变薄和纤维化,置入的支架可长期发挥作用。

(一)冠状动脉支架

1. 支架概述 是指支撑血管的一种网状金属物质(图 4)。早期的支架形状各异,有网状、管形、环形、缠绕等;材料上有不锈钢、钽和镍钛合金等。经反复研究和实践,目前应用最多的是以不锈钢为主的合金管形支架。

第二章 四联疗法

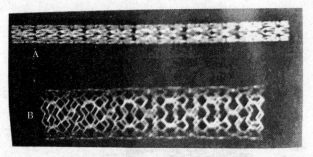

A. 未撑开的支架　　　B. 已撑开的支架

图 4　冠状动脉支架

　　当然,管身是根据不同的治疗需要而精雕细琢的。据统计,至今全球做过的冠状动脉支架置入术(图 5)已超过 1 000 万例。在理论上,在冠状动脉的狭窄处置入支架,能立竿见影地扩张冠状动脉,改善该处狭窄,解决相应区域的供血问题。支架可伴随它的"所有人"度过一生。

　　冠状动脉支架自应用于临床以来,发展很快,应用越来越多,目前已成为心肌血运重建的主要手段。在许多医院的心导管室,经皮冠状动脉介入治疗中 80％的病例置入冠状动脉支架。原因为:置入支架后造影的影像非常好,冠心病急性发作期效果好;由于支架能够治疗由球囊扩张引起的急性或濒临闭塞,使介入治疗的安全性明显提高;支架可降低冠状动脉再狭窄率,改善患者的长期预后;置入支架容易操作;支架的应用可以减少操作时间;对于复杂病变,行球囊扩张术后结果往往不理想,置入支架后可以得到满意的结果。这些广泛的应用归功于支架技术的完善、对置入支架血管壁损伤的深入理解,以及辅助药物治疗的进步。

　　2. 药物支架及作用　冠状动脉支架属于纯金属的东西,安装时用球囊将其扩张使其紧贴血管壁,起到一个支撑作用,这属于

・175・

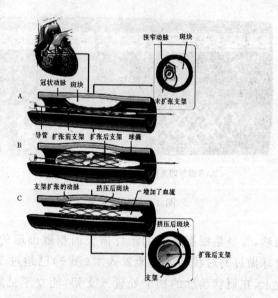

图 5　冠状动脉支架置入术示意图

物理效应,所以从理论上讲,支架应该是一劳永逸的。但是由于球囊在扩张时对冠状动脉内皮组织产生损伤,人体的防御系统会通过内皮增生的办法自动修复该损伤,如果增生过度则会使管腔再次狭窄甚至闭塞,所以部分患者会再次出现胸闷、胸痛等症状,后来经研究实践发明了药物涂层支架。药物涂层支架是以支架作为携带药物的载体,将抗血栓和抗增生药物包被于冠状动脉支架上,当将其置入冠状动脉后,药物就在局部以"洗脱"的方式缓慢释放,既可为支架置入部位提供足够的治疗浓度药物,又可避免由于血药浓度过高而引起的全身不良反应,降低再狭窄率,是一种颇为理想的治疗方式。

　　(1)可用作支架上药物涂层的常用药物:主要包括糖皮质激素抗炎药、抗血栓形成药和抗增生药物三类。前两种药物的应用效果不是很理想,故研究较少;后一种药物如紫杉醇和西罗莫司及其衍生物,在动物实验及其临床研究中抗支架内再狭窄的效果良好。现主要介绍西罗莫司及其衍生物类药物,在预防支架内再狭窄方面的研究进展。

①西罗莫司:又名雷帕霉素,为免疫抑制药,是 20 世纪 70 年代初由加拿大美国惠氏研究,从链霉菌西罗莫司及其衍生物的化学结构培养液中,分离出来的 31 元大环内酯类抗生素,1989 年美国实验生物学会联合会证实其具有免疫抑制作用,并开始作为治疗器官移植的排斥反应的新药进行试用,1999 年正式作为器官移植抗排斥药物通过 FDA(美国食品和药物管理局)批准投放市场。

西罗莫司通过与其他免疫抑制药截然不同的作用机制,抑制抗原和细胞因子(白介素 IL-2、IL-4 和 IL-15)激发的 T 淋巴细胞的活化和增殖。西罗莫司亦抑制抗体的产生。

近年的研究表明,西罗莫司在预防同种异体肾移植术后排斥反应、各种支架置入导致的血管再狭窄及抗肿瘤方面具有重要作用,是一种细胞抑制药,具有较强的免疫抑制作用和抗细胞增生作用,无细胞毒性作用,对血管壁的愈合不产生影响。同时它还具有减少局部血管壁细胞因子的产生和炎症细胞的激活,抑制细胞凋亡,促进血管损伤部位重新内皮化等作用。

西罗莫司是一种脂溶性化合物,容易通过细胞膜进入血管壁,并在其中扩散和停留,使血管壁局部组织保持较高药物浓度,其特殊的理化作用使其成为比较理想的支架涂层材料。西罗莫司洗脱支架是最早应用于人体试验的药物洗脱支架,人类第一个置入西罗莫司涂层支架的研究是由巴西圣保罗和荷兰鹿特丹的医生实施的,该项研究证实了西罗莫司涂层支架的安全性和有效性。

②依维莫司:依维莫司是一种半合成的西罗莫司衍生物,其可溶性明显强于西罗莫司,是最早开始临床试验的西罗莫司衍生物之一。依维莫司是西罗莫司的衍生物,临床上主要用来预防肾

移植和心脏移植手术后的排斥反应。其作用机制主要包括免疫抑制作用、抗肿瘤作用、抗病毒作用和血管保护作用。与西罗莫司相比,依维莫司的药物代谢动力学更加优越。2003年11月9日,Guidant(盖丹特公司)等生产的依维莫司洗脱支架就已经获得了CE(欧洲强制性标志)认证。

③紫杉醇:紫杉醇是红豆杉属植物中的一种复杂的次生代谢产物,也是目前所了解的唯一一种可以促进微管(有极性的细胞骨架)聚合和稳定已聚合微管的药物。同位素示踪表明,紫杉醇只结合到聚合的微管上,不与未聚合的微管蛋白二聚体反应。细胞接触紫杉醇后会在细胞内积累大量的微管,这些微管的积累干扰了细胞的各种功能,特别是使细胞分裂停止于有丝分裂期,阻断了细胞的正常分裂。

(2)西罗莫司支架与紫杉醇支架相比较的效果:药物涂层支架临床研究的典型终点是严重冠心病急性发作的减少,如死亡、心肌梗死和血运重建(需要再次行PCI)。2005年由强生公司西罗莫司洗脱支架资助的一项名为"真实"的前瞻性随机国际临床研究,直接对比了西罗莫司洗脱支架和紫杉醇洗脱支架,研究结果显示,西罗莫司洗脱支架的支架部位血栓发生率显著低于紫杉醇洗脱支架。临床研究中,两支架组患者的依从性均极好,分别为西罗莫司洗脱支架组97%、紫杉醇洗脱支架组99%;主要终点显示,在病情中度复杂的患者中,两种药物支架与裸金属支架相比均显著减少支架内再狭窄的发生率,同时证实西罗莫司洗脱支架的疗效优于紫杉醇洗脱支架。

自从药物涂层支架的诞生,以年随访的结果及再狭窄率明显低于金属裸支架,但是还是有再狭窄的发生,不同的文献对再狭窄率的报道都不相同,但肯定的是再狭窄率小于10%。由于药物涂层支架的药物作用,所以建议长期服用抗栓药物(阿司匹林、氯吡格雷),这样可以降低支架内血栓的发生率。

（3）国产冠状动脉支架疗效如何：霍勇、李占全《评价国产冠状动脉支架治疗冠心病的安全性和疗效》，根据冠状动脉形态学分型（分为 A、B、C 等 3 型，即 A 型为冠状动脉低危病变，指病变局限、未闭塞、非成角病变；B 型为中危病变，指偏心狭窄、中度成角、钙化、开口病变、闭塞小于 C 型病变；C 型为高危病变，指弥漫、严重成角、闭塞大于 B 型病变），回顾性分析在心脏置入国产西罗莫司冠状动脉支架的 1352 例冠心病患者，观察术后 1 年内心源性死亡、心肌梗死、靶血管重建率、主要不良心脏事件（MACE）和支架内血栓形成发生率。结果 1 352 位患者共 1 869 处病变置入国产西罗莫司支架。其中，糖尿病患者占 23.3%，急性冠状动脉综合征的患者占 90.49%，C 型（高危型）病变占 30.98%，分叉病变占 11.13%，慢性全闭塞病变占 7.81%；靶病变血管平均长度 21.99±10.57 毫米，病变平均狭窄程度 88.18%±10.93%，参考血管直径 3.17±1.81 毫米，病变最大扩张压力 13.77±3.01atm（标准大气压）；使用球囊预扩张的病变占 C 型血管重建 2.14%，MACE（不良事件发生率）3.62%，数据均在可接受范围内。患者 1 年累积血栓发生率（0.66%），与其他研究结果类似。结论：1 年的随访结果表明，国产西罗莫司冠状动脉支架的安全性和有效性良好。

国产西罗莫司支架是经国家食品药品监督管理局批准的国产支架，该支架自 2005 年底上市以来，得到临床广泛应用。总之，国产西罗莫司支架在实际临床中治疗冠心病是安全、有效的，临床效果与进口支架同样优异。而且相对低廉的医疗费用使国产西罗莫司洗脱支架在国内的临床应用中更具有吸引力。

（4）理想的冠状动脉支架应具备的条件

①理想的支架应具备以下条件：灵活、示踪性好、头端小、不透 X 光、抗血栓、生物相容性好、扩张性能可靠、支撑力好、覆盖好、表面积小、符合流体动力学。

②支架的选择：目前应用的支架，没有一种支架能够完全满足上述所有条件，每种支架都有各自的特性，熟悉各种支架的特性是介入治疗成功的保证。具体选择如下。

a. 生物相容性好：支架置入体内后与血液及血管壁接触不产生炎症和致敏反应，有效减少急性血栓形成和阻止内膜组织增生，并且具有良好的抗凝血性。

b. 力学性能高：支架置入血管后应保证在最小损伤下达到支撑血管的目的，在支架圆周上应具有均匀分布的强度和足够的刚性等力学性能，并具有良好的流体动力学相容性。

c. 有柔韧性：支架必须具有足够的柔韧性，以便在置入时能够容易地通过弯曲的动脉血管到达靶血管位置。

d. 侧支通过性好：在支架置入后利用支架的网孔保持分支血流通畅。

e. 可视性：支架在置入时一般采用X光引导，要求材料具有X光可视性。由于需要使用磁共振成像（MRI）进行血管造影，要求材料同时具有MRI可视性。

f. 耐腐蚀，抗血栓。

g. 良好的扩张性：理想的支架应具有较大的扩张比，使得支架能够压缩到尽可能小，以穿过狭窄的血管通路进抵靶血管部位，然后扩张到预先设计的直径。

（5）冠状动脉支架在体内维持的时间：患者冠状动脉内置入支架后，会十分关心支架能维持多长时间。冠状动脉内置入支架技术已有近20年历史，置入药物支架也有近10年的历史，所以，支架到底能维持作用多少年，实际上目前还不清楚。但冠状动脉支架置入体内后，一般1年之内就会被血管内膜完全覆盖，成为正常血管的一部分。而1年后部分患者可能会复发，表现为支架内再狭窄，这也是医生建议患者于支架置入术后1年左右复查冠状动脉造影的重要原因。另外，即使术后1年复查造影正常，也不意味着不会再得冠心病了，因为造成冠心病的动脉粥样硬化仍在进展，其他血管部位可能发生新的病变，因此患过冠心病的患者应该坚持长期服用他汀类调脂药（如辛伐他汀、氟伐他汀、阿托伐他汀、瑞舒伐他汀等）和阿司匹林等药物，并且严格控制血糖、血压、体重、戒烟等冠心病危险因素，改变不良生活方式，以便维持支架置入术后的长期效果和防止其他血管新生病变。

（二）冠状动脉支架置入术适应证及禁忌证

1. 适应证

（1）稳定性心绞痛患者。这类患者如果症状比较严重，特别是药物控制不满意的，或者负荷试验提示有大面积的心肌缺血，就需要进一步做冠状动脉造影，发现血管狭窄（阻塞）达70%以上（图6），或血管狭窄达50%以上、但心肌缺血症状明显的，可以接受支架置入。

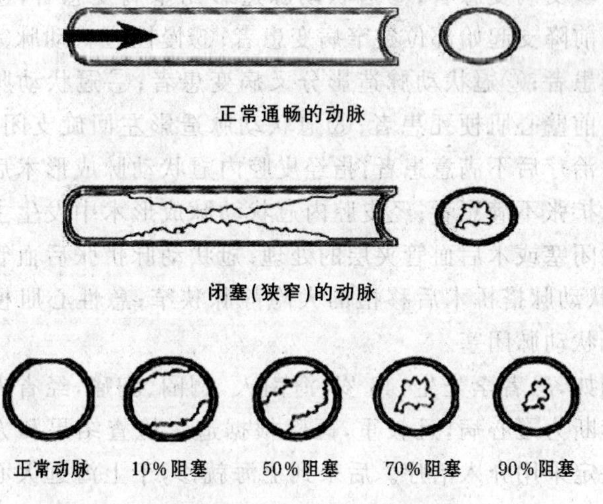

图6 冠状动脉闭塞-狭窄程度示意图

（2）有轻度心绞痛症状或无症状，但心肌缺血的客观证据明确，狭窄病变显著，病变血管供应中到大面积存活心肌的患者。

（3）介入治疗后心绞痛复发，管腔再狭窄的患者。

（4）主动脉-冠状动脉旁路移植术后复发心绞痛的患者。包括扩张旁路移植血管的狭窄、吻合口远端的病变或冠状动脉新发生的病变。

（5）不稳定型心绞痛经积极的药物治疗，病情未能稳定；心绞痛发作时心电图 ST 段压低＞1 毫米、持续时间＞20 分钟，或血肌钙蛋白升高的患者。

（6）急性心肌梗死患者。ST 段抬高和新出现左束支传导阻滞的心肌梗死；ST 段抬高的心肌梗死并发心源性休克；适合再灌注治疗而有溶栓治疗禁忌证；无 ST 段抬高的心肌梗死，但梗死相关动脉严重狭窄，血流≤TIMI Ⅱ 级。

（7）临床常用于：①冠状动脉造影左主干狭窄患者；②冠状动脉造影多支病变患者；③冠状动脉造影闭塞病变患者；④冠状动脉造影前降支起始部位狭窄病变患者；⑤慢性冠状动脉完全闭塞性病变患者；⑥冠状动脉造影分叉病变患者；⑦冠状动脉造影急性广泛前壁心肌梗死患者；⑧冠状动脉造影左回旋支闭塞患者；⑨介入治疗后不满意患者：指经皮腔内冠状动脉成形术后血管造影显示扩张不满意者；经皮腔内冠状动脉成形术中发生主要血管的急性闭塞或术后血管夹层的处理；冠状动脉扩张后血管的再狭窄；冠状动脉搭桥术后移植的大隐静脉狭窄；急性心肌梗死后的急性冠状动脉闭塞。

例如，患者李先生，43 岁，海南人，胸闷、胸痛，经省人民医院检查诊断为冠心病，且较重，医院根据造影检查结果和方案讨论之后决定采用介入治疗。后来到上海就诊，于上海远大心胸医院心内科，收治入院后，立即安排了造影。造影结果显示前降支完全闭塞、回旋支分叉病变。医生根据具体情况给李先生行冠状动脉支架置入术。下面是李先生支架置入前后的显影图片(图7)。

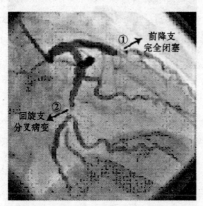

（1）

从造影显示结果，不难看出前降支①回旋支
②两处病变(狭窄)很明显(箭头所指部位)

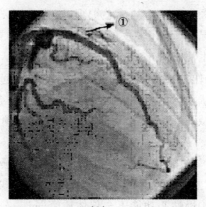

（2）

前降支通过支架的置入示①处通畅，血流恢复，
下端血管通畅并显影良好

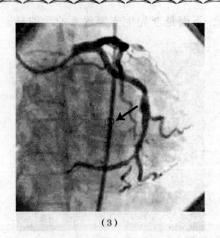

（3）

回旋支②处置入支架后也已完全通畅，血流恢复

图 7　支架置入术前后的显影示意图

术后通过医生和护士的精心护理，李先生康复出院。李先生的冠状动脉情况对于 40 多岁的年纪来说是很严重的了，这跟他自身的工作和生活习惯有关。李先生在日常生活中基本上不离烟酒，再加上工作的压力，久而久之慢慢地就引起了冠状动脉斑块的形成和冠状动脉的阻塞。通过这个病例再一次提醒大家，预防冠心病应养成良好的生活习惯，才能有效地预防冠心病的发生。

2. 禁忌证　①冠状动脉多根病变，病灶弥漫，长度＞20 毫米，钙化累及重要的分支。②左总干严重狭窄。③血管完全闭合超过 6 个月。④慢性心功能不全伴体质衰弱。

（三）支架置入术后需要应用的药物

患者出院前多被医生反复叮嘱要按时用药，不能随便停药。临床工作中我们发现，大多数患者都能遵医嘱按时用药，但还有一少部分患者自行停药,相当一部分患者对每一种药需要应用多长时间存在疑问。通常来说,冠状动脉支架置入术后需要服用5类药,它们是:阿司匹林肠溶片、氯吡格雷(波立维、泰嘉)、血管紧张素转换酶抑制药(普利类)或血管紧张素受体拮抗药(沙坦类)、β受体阻滞药(美托洛尔、普萘洛尔)、他汀类药物。

1. 阿司匹林肠溶片 对于冠心病患者而言,如果没有禁忌证(如胃或十二指肠溃疡、消化道出血、阿司匹林过敏等),阿司匹林肠溶片是需要终身应用的,常规剂量是每日 100 毫克。它的作用是抑制血小板聚集,防止血栓形成,也就是说保证血管里血流通畅。用药过程中出现消化道出血或其他部位活动性出血则需及时停药就医,但绝对不能因为害怕出血而自行停药,因为应用阿司匹林的终极目标是预防心肌梗死。

2. 氯吡格雷(波立维) 氯吡格雷是支架置入术后常用药物中最贵的,但有一个奇怪的现象就是几乎没有患者随意停用氯吡格雷,还有相当一部分患者服用氯吡格雷的时间超过了医生推荐的用药时间,足以见得多数患者很重视氯吡格雷。氯吡格雷的作用同样是抑制血小板聚集,防止血栓形成,而且它与阿司匹林联合应用发挥更强的抗血小板、抗血栓的作用,防止支架再狭窄的发生。支架置入术后至少应用 1 年,建议 1 年半左右,不超过 2 年。常用剂量是每日 75 毫克。长时间与阿司匹林联用主要也是担心出血的风险。同样,用药过程中出现消化道出血或其他部位活动性出血则需及时停药就医。

在支架置入术后 1 年内需要拔牙或做别的手术应该怎么办?

这样的问题是经常遇到的,1 年内因为同时服用阿司匹林和氯吡格雷,拔牙或做别的手术不易止血。原则是 1 年内尽量不要安排诸如拔牙或做其他手术,如果真的碰到这种情况,则要权衡利弊,最好咨询医生。

3. 血管紧张素转换酶抑制药（贝那普利、依那普利、卡托普利）/**血管紧张素受体拮抗药**（氯沙坦、缬沙坦）　这是两种药,但共属同一大类,在冠心病治疗中具有重要地位,是冠心病治疗的基石,也就是说冠心病患者只要没有禁忌证（如曾有血管神经性水肿、无尿性肾衰竭、妊娠妇女、双侧肾动脉狭窄、左室流出道梗阻、肌酐显著升高）就要应用。这两种药应用一种即可,原则上首选普利类,个别患者应用普利类会有干咳,若干咳明显可换用沙坦类。因为这两种药同时是高血压的一线用药,一些血压不高的患者在服用这一类药物时会有疑问:我没有高血压为什么也要应用这种药?冠心病患者应用普利类或沙坦类药物与血压无关,主要考虑对心脏有更好的保护作用,当然对高血压患者更适合,降压和保护心脏,一箭双雕。如果非要给这类药加个用药期限,那就是——终身,定期复查肾功能和监测血压用药更安全。

4. β受体阻滞药（美托洛尔、美托洛尔缓释片、比索洛尔、卡维地洛）　这类药物是冠心病治疗的另一块基石,它的主要作用是减少心脏做功,使心脏休息,因此在冠心病治疗中也有重要的地位。它同时也是一线的降压药,但其在冠心病中的应用同样与血压无关,只要是冠心病,无论血压高与不高,只要没有禁忌证（活动性哮喘、心动过缓、严重传导阻滞）也要终身应用。其应用价值远远超过更为老百姓熟知的硝酸酯类（硝酸异山梨酯）。需要注意的是经常数数脉搏,脉搏低于 60 次/分谨慎应用,低于 55 次/分减量或停用,并避免突然停药。如果真的需要停药,也应用先减量,再停药。因为有降压作用,用药时应监测血压。

5. 他汀类药物　他汀类药物对于支架置入术后患者来说是重中之重的药物,更是不能随便停用的药物,所以应长期应用。他汀类药物不仅是降脂药物,而且对冠状动脉支架置入术后的心脏血管有明显的保护作用:①稳定冠状动脉粥样硬化斑块,防止其破裂。②抑制血小板聚集和抗凝作用。③恢复内皮功能。

④减少炎症反应。⑤减少心室颤动、心房颤动等心律失常的发生。总之,他汀类药物对冠状动脉支架置入术后的血管具有良好的保护作用,然而医生在临床应用中,应注意他汀类药物对肝功的影响和引起肌肉疼痛等不良反应。

特别提示:支架置入术后患者若发现自己没有应用上述一种或几种药物,建议咨询医生;冠状动脉支架置入术后患者应熟记自己所应用的药物名称和剂量,以方便随访和药物调整,切不可忘记!

(四)冠状动脉置入支架后的注意事项

冠心病患者在接受冠状动脉支架置入术后,冠状动脉管腔狭窄或闭塞得以解除,临床上心绞痛发作明显减轻或消失。但冠状动脉介入治疗是依靠机械性原理使狭窄的冠状动脉血管腔扩大,因此需要相应的辅助治疗,即所谓冠心病的二级预防措施。

1. 改变生活方式

(1)运动:规律性运动有助于保持冠状动脉管腔通畅,并促进缺血区心肌侧支血管生长。应避免长期卧床、静坐。

(2)饮食:以清淡为主,避免暴饮暴食。

(3)可适量饮酒:少量饮酒(红酒)有助于延缓动脉粥样硬化进展,降低介入治疗后冠心病急性发作发生率。

(4)性格开朗、情绪稳定:避免大喜大悲或精神抑郁。

2. 在医生指导下应做到

(1)糖尿病:对冠心病合并糖尿病患者,无论空腹血糖或餐后血糖均应降到正常水平。

(2)高血压:收缩压控制在140毫米汞柱以下,舒张压降至90毫米汞柱以下。

(3)高血脂:血总胆固醇水平降至4.7毫摩/升(180毫克/分

升)以下,低密度脂蛋白胆固醇降至 2.6 毫摩/升(100 毫克/分升)以下,三酰甘油降至 1.9 毫摩/升(170 毫克/分升)以下。

(4)其他:控制体重,减轻肥胖;戒烟;治疗高同型半胱氨酸(Hcy)血症。

3. 抗氧化或延缓动脉粥样硬化药物治疗

(1)阿司匹林:抑制血小板聚集,同时具有抗炎、抗氧化作用。

(2)他汀类药物(如普伐他汀、辛伐他汀):除降低血胆固醇,升高高密度脂蛋白胆固醇外,尚有稳定冠状动脉粥样硬化斑块、抗炎和保护血管内皮的作用。

(五)出院后的自我护理

1. 出院后 1 个月内动作要轻柔,行走要缓慢,避免动作过大。经股动脉手术者要避免频繁下蹲、久蹲、抬腿等挤压伤口的动作;经手臂桡动脉或肱动脉手术者要避免上肢过度弯曲、提重物等动作。

2. 要遵照医嘱按时应用抗凝、抗血小板、扩血管和降血脂药物,防止术后再狭窄的发生,并注意自我观察。若发现皮肤或胃肠道出血、疲乏无力等症状,应尽快去医院就诊。若接受其他治疗需要停用所服药物时,需与心脏科医生商议后决定。

3. 每 2~3 个月复查 1 次血压、血糖、血脂、血黏度等,使这四项指标能够保持在较好的水平。戒烟限酒、控制体重,预防冠状动脉其他部位出现新的狭窄。建议患者出院后半年到医院复查冠状动脉造影,及时发现血管狭窄情况。患者出院后一旦出现胸闷、胸痛,应及时到医院就诊,以判别是否心绞痛复发;胸痛不能缓解者应急诊就医,尽快消除症状,以防止心肌梗死的发生。

4. 冠状动脉支架置入术后的患者,如果心绞痛半年未复发,且能胜任日常工作,爬三、四层楼梯不出现胸闷、气促、心慌等症状,完全可以过性生活,但应逐步恢复,每周不宜超过 2 次。在疲劳、紧张、情绪太激动时不宜性生活。性生活时如心绞痛发作应立即停止,并舌下含服 1 片硝酸甘油。

5. 冠状动脉支架置入术后,冠状动脉原来狭窄的病变被动扩张,冠状动脉血流会得到极大的改善,很多患者心绞痛症状随即消失。但此种情况只是缓解了症状,并不等于治愈。患者要想不发生意外情况,就应注意以下 5 个问题。

(1)术后急性或亚急性支架内血栓形成,一般发生在置入支架后 24 小时至 2 周内。支架内血栓一旦形成,则相当于再一次发生心肌梗死,风险性极大。所以患者出院后一定要按医嘱口服抗血小板药物(阿司匹林或氯吡格雷),且心绞痛再次发作,一定要及时与医生联系,立即采取治疗措施。

(2)患者出院后,仍要自行严密监测血压、心率、尿量。尤其对于极低心功能患者,须认真对照其基础血压、心率和不适症状,一旦出现胸痛、胸闷等症状,应立即急诊救治。

(3)对于部分姑息性支架置入术患者,要了解手术的目的,知道支架置入后仍有可能发生心绞痛或心肌梗死。所以要注意及时随访,要与医生保持密切联系。

(4)要注意患者发生心理障碍或抑郁等。

(5)支架置入术并不是治愈手段,只是缓解缺血及心绞痛的一种手段,其实全身动脉血管粥样硬化的进程并没有改变。如果说这次这根血管的狭窄扩张开了,但可能紧接着又发生粥样硬化狭窄,或者说另一根血管又狭窄了,又得置入支架。所以说,生活习惯的改变是十分重要的。否则,这边吃着药,那边又胡吃海喝的,早晚还得置入支架。为了彻底告别冠心病,不再置入支架,那就必须做到:积极参加康复锻炼、节制饮食、基本的药物治疗等。如果遵医嘱积极参加康复锻炼,那患者就可以告别高血脂、肥胖。

（六）支架置入术后再狭窄

冠状动脉支架置入后由于机体的炎症反应、血管平滑肌增生、血管重构和其他复杂原因，仍有部分患者发生再狭窄。如何及时有效发现再狭窄，是关系到患者安危的大问题。

1. 冠心病支架置入术后再狭窄发生的概率　随着药物支架的出现，再狭窄发生的概率明显地下降了，以前置入裸支架6个月后发生再狭窄的概率大概是30%，现在置入支架6个月后发生再狭窄的概率是3%～9%。平均再狭窄率是6%左右。

2. 冠心病支架置入术后再狭窄的原因　冠状动脉支架置入术后再狭窄的原因主要是患者不坚持用药，不改善不良生活方式。很多患者做完冠状动脉支架置入术后继续吸烟饮酒，不良的生活方式还是继续，也不坚持用药，那发生再狭窄的概率相对就比较大一些。此外，再狭窄发生的概率跟个人的特质也有一定关系。

3. 冠心病支架置入术后再狭窄的预防

（1）坚持用药：从患者的角度，支架置入术后要坚持用药。术后常用的抗血小板药有阿司匹林、氯吡格雷，有时候会有粒细胞减少的现象，但是很少发生，但我们还是建议患者出院2周后查1次血常规，如果没有血小板、粒细胞的减少就可以长期应用，可能会有出血的不良反应，但是发生率很低，很多患者反映吃了药之后胃不舒服，建议患者饭后应用，如果没有明显的出血等严重的不良反应，还是建议患者长期用药。

（2）改变不良生活方式：为了预防冠心病支架置入术后再狭窄，患者必须改变以往的不良生活方式，戒烟限酒，低脂饮食，坚持定期适量运动，按时作息，定期去医院复查。

（七）冠状动脉支架置入术的误区

冠心病患者既然打算选择冠状动脉支架置入术治疗，那就要认清和克服冠状动脉支架置入术治疗的误区，了解冠状动脉支架置入术的优缺点，并要树立信心，遵守医嘱，才能更好地配合医生完成手术，使机体得到尽快的康复。

误区一：认为血管里装个支架会移动或跑掉。实际上这种担心完全是多余的，支架的置入过程是用十几个大气压的压力把支架紧紧地贴在血管壁上，经过一段时间，血管的内皮细胞会攀爬到支架上，把支架完全覆盖，这个支架就像长在血管里一样，变成自己的东西了，不会移动或跑掉。

误区二：认为放了支架冠心病就治愈了，就可以高枕无忧了。冠心病是一种慢性病，是很多因素比如抽烟、肥胖、缺少运动等不健康的生活方式长期累积，导致血管内斑块形成，加上合并高血压、高血糖、高血脂等疾病，血管很容易再长斑块，置入支架也只是解决局部血管狭窄严重的部位，不可能把所有血管都置入支架，所以冠心病患者不但要在生活方式上严格要求，还要长期用药控制血压、血糖、血脂，某些药物如阿司匹林要求终身应用。

误区三：认为放了支架就成了废人，跟正常人不一样了。患者因此思想包袱沉重，精神压力过大。这种认识是错误的。在冠状动脉里置入支架，是为了改善心肌供血，是为了耐受各种运动对心脏供血的需求，当然不是废人，相反是为了更好地像普通人一样生活。

误区四：冠状动脉造影和支架置入术到万不得已才做。一般来说，冠状动脉造影检查都是针对怀疑冠心病患者的，是诊断冠心病的金标准，是目前任何检查技术都取代不了的。由于冠心病的很多症状不典型，会有很多误诊误治，所以为了明确诊断和治疗,及早做冠状动脉造影检查是很有必要的。对于冠状动脉造影正常的患者就可以排除该疾病;对于冠状动脉造影有问题但不需要置入支架的患者,使之知道疾病的严重程度,严格控制各种危险因素,延缓或阻止病变的进一步发展;对于冠状动脉病变较重的,通过置入支架能起到有效的治疗作用。

误区五:对冠心病过度恐惧,盲目要求医生放入支架。冠状动脉支架置入术有其相应的适应证,应在医生指导下根据病情科学选择治疗方法。

(八)冠状动脉支架置入术后的血管保护

冠状动脉支架置入术后,对置入冠状动脉内的支架和血管的保护是术后主要关注的首要问题。多项研究认为,他汀类药物对冠状动脉支架置入术后的血管保护有比较满意的效果,也是冠状动脉支架置入术后患者必备的应用药物。据陈莉、张耀锋、郭彦丰报道,鉴于他汀类药物能稳定动脉粥样斑块、抵抗炎症因子、改善内皮功能、抑制血栓形成等多种治疗机制,该院对冠心病(包括急性心肌梗死、不稳定型心绞痛)患者行经皮冠状动脉支架置入术,并在术后应用他汀类药物持续治疗,使冠状动脉支架置入术后冠心病急性发作的发生率大大降低,患者生存质量明显提高,生存时间显著延长。

1. 对象 2004～2005 年对 69(男 51,女 18)例,年龄 38～73 岁冠心病患者行经皮冠状动脉支架置入术,并在术后应用他汀类药物治疗。冠状动脉支架置入术前冠状动脉造影检查:单支病变 32 例、双支病变 18 例、多支病变 19 例,其中前降支病变 36 例、回旋支病变 23 例、右冠状动脉病变 10 例;心功能正常 53 例、心功能不全 16 例;血脂明显升高 56 例、血脂轻度升高 12 例、血脂基本正常 1 例。

2. 方法 （69 例患者）中，急性心肌梗死接受急诊经皮冠状动脉支架置入术 15 例、急性心肌梗死于心肌梗死后 1～2 周行择期经皮冠状动脉支架置入术 16 例、不稳定型心绞痛经皮冠状动脉支架置入术 38 例。69 例患者在冠状动脉支架置入术后应用他汀类药物 20 毫克/日治疗 6～18 个月以上。经皮冠状动脉支架置入术和他汀类药物治疗前后，实验室检查血清总胆固醇、血清三酰甘油、高密度脂蛋白、低密度脂蛋白、极低密度脂蛋白；行冠状动脉造影检查、心电图检查、心肌酶检查；记录患者住院期间的症状发作情况；出院后每 2 周门诊定期随访有关症状发作情况。

3. 结果 69 例冠心病患者行经皮冠状动脉支架置入术和应用他汀类药物治疗 6～18 个月后，再行冠状动脉造影检查证实，95.6％的冠心病患者无血管急性闭塞和再狭窄的发生，且血脂基本恢复正常，仅有 2 例发生亚急性支架内血栓形成，形成再狭窄而再次行介入治疗，占治疗总数的 2.9％，其中 1 例为应用他汀类药物仅 1 个月后，自行停用他汀类药物，并且又恢复吸烟、饮酒等不良嗜好；1 例再发心绞痛，占治疗总数 1.4％。

4. 讨论 经皮冠状动脉支架置入术建立在冠状动脉造影之上，具有创伤小、成功率高、痛苦少、恢复快等特点，是药物无法取代的治疗冠心病较为有效的方法。然而，经皮冠状动脉支架置入术围术期，存在着相当一部分患者发生死亡、心肌梗死、急性和亚急性支架内血栓形成、再发心绞痛等。临床上行冠状动脉支架置入术后除应用抗凝药外，另加用他汀类药物，使冠状动脉支架置入术后患者生存质量明显提高，生命时间显著延长。

他汀类药物不仅是降脂药物，而且对冠状动脉支架置入术后的心脏血管有明显的保护作用。

（1）稳定动脉粥样硬化斑块，防止其破裂：他汀类药物可以减少胶原蛋白与弹性纤维的分解，防止动脉粥样硬化斑块的破裂与脱落而形成血栓。

(2)抑制血小板聚集和抗凝作用：他汀类药物有刺激内皮释放一氧化氮的功能，可抑制血小板血栓烷素 B^2（TXB^2）产生，具有抑制血小板聚集及抗凝作用，从而改善心肌缺血、缺氧。

(3)恢复内皮功能：内皮功能失调是动脉粥样硬化形成和发展的重要因素，他汀类药物可恢复内皮功能，改善血管的舒张性和弹性，使血流对斑块的压力减少，血栓形成减少；而且有拮抗血管紧张素和去甲肾上腺素收缩血管的作用。

(4)减少炎症反应：心肌梗死后出现炎症被认为是冠心病复发的重要危险信号，因此减少炎症反应可延长冠心病患者的生命。

(5)减少心律失常：可减少心室颤动、心房颤动等心律失常的发生。

总之，他汀类药物对经皮冠状动脉支架置入术后的血管具有良好的保护作用。然而，医生在临床应用中，应注意他汀类药物对肝功能的影响和引起肌肉疼痛等不良反应。

（九）冠状动脉支架置入术后的十一大保健要点

冠状动脉支架置入术后恢复的时间通常需要 4 周左右，这期间和以后，有些注意事项必须遵守。

1. 饮食　通常需要增加热能、蛋白质和维生素的摄入，通过膳食治疗控制高脂血症是一项长期任务，只有控制高脂血症才能预防和减缓冠状动脉术后再堵塞。

2. 锻炼　开始行走的速度、步伐以自己能够耐受为准，一天多散步几次，比一次长距离散步更有益一些。在运动和锻炼的过程中，如果出现胸痛、气短、哮喘和疲劳，应立即停止。在完全恢复体力之前，疲劳是不可避免的，活动时会感到自己的心脏跳动非常强，但只要心率小于 120 次/分，这是正常的，不要有顾虑。

3. 术后复查 通常定在术后 3～6 个月进行。

4. 体温 术后体温超过 38℃应及时与医师联系。

5. 伤口的保护和处理 术后数周如果穿刺部位出现较严重的疼痛、红肿，以及有分泌物从伤口中流出，应尽快去医院就诊。

6. 休息和坐位时抬高下肢 以减轻腿部的不适或肿胀；如果股动脉处不适可局部热敷；但是如果穿刺处严重疼痛一直存在，最好到医院就诊。

7. 姿势和体位 睡眠时应尽量保持平卧位。当身体直立或坐位时，胸部应尽可能挺起，将两肩稍向后，如果没有在恢复阶段保持正确的姿势，当挺胸站直的时候，会感到胸部有被压迫的感觉。

8. 访问、待客和工作 术后头几天尽量避免探视、吵闹，避免与感冒、咽痛和其他有感染征象的人接触。在出院 8 周以后，可以和医生讨论重返工作岗位的问题，由于病情、体能、恢复状况、工作时间和紧张程度不同，必须综合加以考虑。

9. 情志 保持良好的心态，遇事不生气，不发脾气，喜怒哀乐应自控。

10. 药物治疗 出院时，医生会开一些术后应用的药物，应注意以下几点：要知道每一种药物的名称和外观；按照医生的嘱咐，按时应用药物；请勿在未得到医生准许下，加用或停用药物；请将用药期间的任何不良反应告诉医生，有些药物存在轻微的不良反应，随着时间的推移不良反应会逐渐消失，但有些可能持续存在，请勿忽略。

11. 吸烟与饮酒 吸烟应绝对禁止。适量饮酒是可行的，但对有糖尿病、高三酰甘油或心功能差的患者要完全避免饮酒。

五、冠状动脉搭桥术

冠状动脉搭桥术（心脏外科冠状动脉旁路移植手术）是将一条血管从身体上取下来，将一端缝合在冠状动脉狭窄的远端，另一端缝合在主动脉上。这条血管通常是静脉，从下肢取得；也可能是动脉，从胸壁内侧取得（图8）。

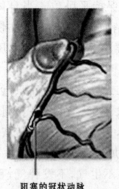
阻塞的冠状动脉

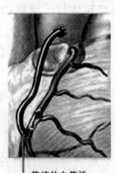
移植的血管桥
接到阻塞处

图8　冠状动脉搭桥术示意图

搭桥术后良好的血液供应被重新建立，血也从主动脉通过所搭的桥到阻塞的冠状动脉远端。有时需要建立一支或多支桥以全面改善心肌缺血的情况。从腿部取下静脉通常不会产生任何问题，因为静脉的功能可以被其他静脉所代替。有时胸腔内的动脉（称为乳内动脉）也用于搭桥，用乳内动脉搭桥只需要将其游离的一端缝合到阻塞冠状动脉远端即可，通常动脉桥的远期通畅率较静脉桥高，但动脉桥取材受到一定的限制，而且取材时创伤也较大，医生会根据冠状动脉病变的特点，来决定采用哪一种材料作搭桥用（图9）。传统的冠状动脉搭桥术是在体外循环下进行，其术后70%的并发症也与体外循环有关,主要是全身炎症反应、免疫力下降和对主动脉壁的损伤。近年来,微创冠状动脉搭桥术在全世界范围内得到迅速的推广,在我国也不例外。微创冠状动脉搭桥术是指一组心外科技术,它避免了体外循环或常规的正中胸骨切口,减少创伤,加速患者术后恢复,减少住院时间和费用。

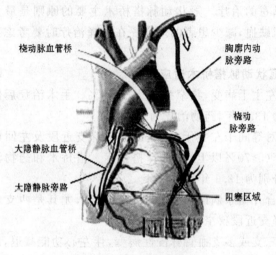

图9 桥的种类示意图

(一)冠状动脉搭桥术的适应证和禁忌证

接受冠状动脉搭桥术有一定的手术适应证,当病情发展到需要搭桥术治疗时,应该尽早手术,最好避免发生心肌梗死,因为一旦心肌梗死发生,局部的心肌发生坏死,丧失了心肌收缩功能,在这样的区域不但已失去搭桥的意义,而且任何其他的治疗也都不能取得效果。其次避免术前心肌缺血的时间过长,长时间的心肌缺血、心绞痛发作使局部的心肌得不到足够的氧和营养物质,即使没有发生心肌梗死,这部分心肌的细胞活力和收缩功能也会下降,严重的可发展成缺血性心肌病。

自1967年世界上第一例采用冠状动脉搭桥术治疗冠心病以来,冠状动脉搭桥术已成为治疗冠心病的主要方法。其近期和远期效果已经获得世界范围内大量病例和长时间随访的证实。无论是一支血管病变还是三支血管病变都可以通过冠状动脉搭桥术得到满意的治疗。冠状动脉搭桥术主要的原则是最大可能地改善心肌缺血,减少患者的风险。在选择治疗时要考虑到病变情况。

1. 冠状动脉搭桥术适应证

(1)左主干病变,狭窄病变大于50%。手术治疗后的平均生存年限为13.3年,药物治疗为6.6年。

(2)对等同于左主干病变,即左前降支近段及左回旋支近段明显狭窄(≥70%以上)应选择搭桥术。搭桥术和药物治疗的平均年限分别为13.1年和6.4年。

(3)合并糖尿病的两支以上血管病变,尤其是两支血管病变伴有前降支近段狭窄。

(4)三支或多支血管弥漫性病变,伴左心功能减退,应行搭桥术。

(5)单支血管病变,尤其是前降支或右冠状动脉近段长段病变。

(6)急性心肌梗死伴心源性休克。

(7)合并需要外科手术治疗的心脏机械并发症,如腱索断裂二尖瓣反流、室间隔穿孔或合并室壁瘤。

(8)药物治疗不能缓解或频发的心绞痛。如稳定型心绞痛内科治疗无效、不稳定性心绞痛、心肌梗死后心绞痛和无Q波型心肌梗死等。

(9)陈旧性较大面积心肌梗死但无心绞痛症状或左心功能不全、射血分数(EF)<40%,应行心肌核素和超声心动图检查,通过

心肌存活试验判定是否需要搭桥术。如有较多的存活心肌,搭桥术后心功能有望得到改善,也应搭桥术治疗。

(10)介入性治疗(PTCA 和支架置入术)失败或 CABG 术后发生再狭窄。

总之,冠状动脉搭桥术基本适应证是心肌缺血症状内科治疗未能控制,一般而言,患者症状越重,缺血范围越大,狭窄程度越重,搭桥术效果越好。

2. 禁忌证　冠状动脉弥漫性病变,且以远端冠状动脉损伤为主,陈旧性大面积心肌梗死,同位素和超声心动图检查无存活心肌,搭桥术对改善心功能帮助不大。心脏扩大显著、心胸比＞0.75、射血分数＜20％、左室舒张末径＞70 毫米、重度肺动脉高压、右心衰竭或严重肝和肾功能不全等,应为手术禁忌证。

(二)冠状动脉搭桥术后需要应用的药物

1. 应用药物的理由　冠状动脉搭桥术给心脏建立了新的供血血管,使心绞痛发作消失或明显减少,运动能力增加,生活质量得以改善,使患者的寿命延长。冠状动脉搭桥术后是否应该继续应用药物,是冠心病患者术后所关注的问题,有些患者或家属认为花几万元做了搭桥术,就可以免去再用药的痛苦和药费的花销,这是一种极其错误和危险的想法。冠状动脉搭桥术治疗的是冠心病的结果,只是缓解心绞痛、延长寿命,但无法控制动脉粥样硬化疾病的进程。通俗地说,冠状动脉搭桥术不是一种去根的手术,只是一种减轻心肌缺血的手术。因为冠心病有许多高危因素,如高血压、糖尿病、高血脂、吸烟、肥胖、缺乏运动和不良的饮食习惯,以及过度紧张压抑的生活方式等,这些是手术不能去除的。冠心病的得病过程并非一朝一夕,所以防治冠心病也是一个长期的过程。即使搭桥术很成功,但这些危险因素如果不能继续加以有效控制和预防,原来正常的冠状动脉可能会出现新的病变,高危因素控制不好,新搭上的血管桥也会逐渐出现新的病变。再者,如果曾经患过心肌梗死,那么搭桥术后的短时间内心脏功能还需要精心维护。冠状动脉搭桥术后的远期疗效、远期生存率等问题,仍有待于医生正确的指导和调整用药。所以冠状动脉搭桥术后还要应用一些药物,以巩固疗效,防止冠状动脉其他部位再发生梗死。

搭桥术后应用药物较术前会明显减少。术后需要应用药物:一方面是为了预防和治疗与冠心病有关的高危因素,即冠心病的二级预防;另一方面要提高血管桥的通畅性,需要终身服用阿司匹林。所以搭桥术后仍要重视冠心病的二级预防,改变生活方式,制定康复计划。在应用药物时要注意个体化差异,特别是老年人用药的特点。

2. 需要应用的药物

(1)血小板抑制药(阿司匹林肠溶片):冠心病患者血液黏稠度高,使冠状动脉循环减慢,容易发生血小板聚集、血栓形成,抗血小板药物是冠状动脉搭桥术后需长期坚持应用的一类药物。阿司匹林可以抑制血小板的黏附、聚集和释放,从而防止血栓形成,防止动脉粥样硬化和心肌梗死,保持血管桥的长期通畅性;术后早期应用阿司匹林可以预防和减少心肌梗死和心绞痛的发生,预防心源性猝死。临床统计可以降低上述事件发生率约30%。常用的药物还有:巴米尔(阿司匹林泡腾片)和氯吡格雷(波立维)等。

(2)抗心绞痛、抗心肌缺血的硝酸酯类药物:大部分患者冠状动脉搭桥术前硝酸酯类药物用量很大,对术后是否应该继续长期应用的问题仍有争论。有的专家认为术后3~6个月后可停用硝酸酯类药物,因为血管桥已经使心肌血供恢复正常;有的专家则认为搭桥只能改善冠状动脉大血管供血,远端中小血管供血是否充足不能证明,仍需应用硝酸酯类药物扩张冠状动脉,以使心肌供血良好。有学者主张术后一般情况下应用单硝酸异山梨酯控释胶囊 50 毫克,每日 1 次,口服,也可用国产的欣康(单硝酸异山梨酯缓释片)10～20 毫克/次,每日 2 次,口服。一般需持续服用 1 年左右,以后根据患者病情、活动量要求来决定是否继续应用。另外,冠状动脉搭桥术后只是降低了心绞痛和心肌梗死的发生率,不等于不再发生心绞痛或心肌梗死。因此,冠状动脉搭桥术后的患者如遇天气寒冷、剧烈活动时,仍有可能心绞痛发作,一些应急药物仍必须随身携带,以防万一心绞痛发作时急救,如硝酸甘油含片或喷雾剂。硝酸酯类药物的不良反应是其血管舒张作用可继发的面颊潮红、搏动性头痛、直立性低血压、晕厥、眼压升高、反射性的交感神经兴奋和心率加快等,青光眼患者禁用。

(3)β 受体阻滞药:可降低心率、血压和心肌收缩力,从而降低心肌耗氧量。可防止运动或情绪激动诱发心绞痛,但对冠状动脉痉挛有关的心绞痛无效。β 受体阻滞药是唯一比较肯定的急性心肌梗死后的预防用药,可降低急性心肌梗死后的死亡率和猝死率。在一定范围内,β 受体阻滞药的疗效是剂量依赖性的。每一个患者的剂量必须个体化,从小剂量开始,逐渐增加剂量使安静状态下心率保持在 60 次/分以上,直到疗效满意为止。在中度活动后(约为以正常速度上二楼的运动量)使心率保持在 90 次/分左右。老年人用药剂量较中年人小,心脏明显扩大、心脏功能较差患者对药物耐受性差。此药术后要长期应用至少 2 年以上。

常用的 β 受体阻滞药有美托洛尔(倍他乐克)、阿替洛尔(氨酰心安)、索他洛尔(施太可)和比索洛尔(博苏、康可)等。β 受体阻滞药的不良反应有两类:一类与其药理作用有关,因剂量过大而出现的反应,如心力衰竭、低血压、窦房结功能紊乱、心动过缓、传导阻滞等。另一类为与受体阻滞无关的反应,如失眠、腹泻、影响血脂和血糖代谢,有严重外周血管病和跛行患者应用本药可加重症状。长期应用 β 受体阻滞药不可骤停,否则可引起反跳,加重心肌缺血,甚至发生急性心肌梗死或不稳定心绞痛,即停药综合征。以美托洛尔为例,在心率、血压平稳的前提下,可每次增加或减少 6.25～12.5 毫克,调剂量间隔时间应大于 5 日。禁忌证:心率＜60 次/分,收缩压＜100 毫米汞柱,中、重度左心衰竭,Ⅱ、Ⅲ度房室传导阻滞,P-R 间期＞0.24 秒,严重慢性阻塞性肺病或哮喘和末梢循环灌注不良等。

(4)钙通道阻滞药(CCB):钙通道拮抗药适用于搭桥术后合并高血压、心律失常,可松弛血管平滑肌、扩张冠状动脉和解除冠状动脉痉挛,改善冠状动脉痉挛引起的心肌缺血,降低心肌耗氧量,改善血流动力学,降低循环阻力,并有不同程度的抗血小板聚集作用,长期服用可阻止新的冠状动脉损伤而阻止冠状动脉病变发展。

钙通道阻滞药主要有硝苯地平(心痛定)、硝苯地平控释片(拜新同)、氨氯地平(络活喜)、地尔硫草(合心爽、合贝爽)和维拉帕米(异博定)等。各种钙通道拮抗药均有扩张冠状动脉的作用,但对降血压和降心率作用各有不同。如硝苯地平控释片(拜新同)、氨氯地平(络活喜)、硝苯地平(心痛定),降血压作用强,而地尔硫草(合心爽、合贝爽)降心率作用突出些。急性心肌梗死后心肌缺血不适合应用硝苯地平(心痛定)。伴窦房结功能不全、房室传导阻滞、心功能不全,不适合应用维拉帕米(异博定)。

用桡动脉作血管桥材料的患者,常规应用地尔硫草(合心爽)30 毫克/次,每日 2～3 次,口服。如合并高血压患者,可应用氨氯地平(络活喜),5 毫克/次,每日 1 次,口服。术后应用钙通道拮抗药,可预防血管桥痉挛,术后应用至少半年。

(5)调血脂药:要坚持长期应用,因为冠心病的高危因素之一是高脂血症,是冠状动脉粥样硬化的元凶之一。动脉粥样硬化可引起心肌血供障碍,也是影响搭桥术后血管桥远期通畅率的主要原因。现已证明降脂药物除降低血脂外，还可稳定冠状动脉斑块，某些降脂药物甚至还有使斑块缩小的作用。因此，术后患者长期应用降脂药物，不但能去除冠心病的危险因素，还有利于预防血管桥再狭窄。调血脂的药物很多，主要分为以下三类。

他汀类，以降低胆固醇为主，如辛伐他汀（舒降之）、普伐他汀（普拉固）等。

贝特类：以降低三酰甘油为主，如吉非贝齐（诺衡）、非诺贝特（力平脂）等。

天然药物类：对降低胆固醇和三酰甘油均有效，且可升高高密度脂蛋白，具有综合调节血脂的功效，且不良反应小，如中成药龙泰牌降脂宁（由山楂、荷叶、制何首乌、决明了等组成）。因为血脂增高是一个缓慢的过程，血脂的调节特别是消除血脂的不良影响，也同样需要一个持续作用的过程，因此患者应根据自身的不同情况，选择降脂作用明显、不良反应小的降脂药物。

（6）中医中药：冠状动脉搭桥术后的患者，在西药治疗的基础上，也可配用一些中药治疗，如中药的活血化瘀类、行气通络类及临床上常用的中药活血化瘀针剂类等，可活血化瘀、疏经通络，具有抗凝、抗血小板聚集、调理血脂、降低血压、防止冠状动脉再狭窄和抑制冠状动脉粥样硬化的作用，可巩固疗效，增强心功能，防止心绞痛和心肌梗死的发生。

（三）冠状动脉搭桥术和支架置入术的对比

冠状动脉搭桥术是一项开胸的大手术，它是在身体中截取一段血管，在狭窄的冠状动脉血管周围重新造一条血管通路，就像是搭了一个桥，取代本已狭窄的血管，让这个桥继续为心肌供血供氧。支架置入术是一项介入治疗方法，不开胸。支架放在球囊填充器上，在球囊扩充血管之后放入支架，支架张开、固定，使狭窄的血管扩张,血流通畅。

对冠状动脉单支、局限性病变,可选择支架置入术,该方法创伤小、恢复快。对有冠状动脉多支血管病变、弥漫性病变、合并瓣膜病变或室壁瘤的冠心病患者而言,冠状动脉搭桥术是相当有效的治疗方法。

1. 适应证比较 冠状动脉搭桥的适应证:冠状动脉搭桥术是治疗冠心病最重要的外科方法。通常是取患者本身的一段血管(如大隐静脉、乳内动脉),移植到主动脉根部和缺血的心肌之间,绕过狭窄或堵塞的位置建立起一条通路,从而达到血运重建的目的。相对冠状动脉介入治疗,适应证范围广泛,可有效缓解症状。对于发生主干病变、两支病变伴心功能不全、伴糖尿病的患者,要采用搭桥术治疗。

冠状动脉支架置入术的适应证:冠状动脉支架置入术是将不锈钢或合金材料刻制或绕制成管状而其管壁呈网状带有间隙的支架,置入冠状动脉内狭窄段支撑血管壁,维持血流畅通。该治疗方法对身体创伤小,在急性心肌梗死的急诊治疗方面,能够明显降低心肌梗死的死亡率,适合病变程度较轻、单支病变的治疗。

2. 手术特色比较 冠状动脉搭桥术特色:冠状动脉搭桥术能够彻底解决血管堵塞的病变情况,适合主干支病变、多支病变的患者。现在还有大家熟知的不停跳搭桥,即在手术操作中,心脏始终处于跳动状态,血液循环完全由心脏支配;摒弃了体外循环,也就避免了体外循环带来的不良反应。术后出血量可能更少,神经系统并发症亦相应减少;患者恢复更快,脱离呼吸机时间、在监护室滞留时间和住院时间都相应缩短。

冠状动脉支架置入术特色:冠状动脉支架可以保证冠状动脉的通畅,增加了心肌的血供,降低了心肌梗死引起的病变,安全性高、创伤小,费用相对较低。

3. 禁忌及恢复比较 冠状动脉搭桥的禁忌及恢复:冠状动脉

搭桥术没有绝对的禁忌证,只要患者心功能尚好。冠状动脉支架置入术的禁忌及恢复:冠状动脉支架置入术不适合左主干支堵塞、三支以上的血管堵塞和单支堵塞程度超过 70% 的患者,并且不适合支架置入术后再次发生堵塞的患者。

(四)冠状动脉搭桥术的误区

1. 冠状动脉搭桥术是治疗冠心病的唯一方法 有人认为,得了冠心病,非搭桥术莫属?这种认识是错误的。治疗冠心病的方法有多种,都有很好的疗效,如冠心病早期(轻度心绞痛,病情稳定),可用药物治疗,亦可获得永久的疗效;冠心病中期(心绞痛频发,或冠状动脉单支病变),可用经皮冠状动脉支架置入术治疗,疗效非常理想;严重的冠心病或心肌梗死患者,可选择冠状动脉搭桥术,也可选择冠状动脉支架置入术。总之,根据不同的病情,遵守医生的意见,选择合适的治疗方案,才是冠心病康复的捷径。

2. 单纯的冠状动脉搭桥术能治愈冠心病 很多人认为做了搭桥术就可以治愈冠心病。殊不知冠心病是由于患者长期高血压、高血脂导致供应心脏本身的血管(冠状动脉)狭窄,引起心肌缺血,出现心绞痛、心肌梗死。冠状动脉搭桥术就是利用患者自身其他部位的血管在狭窄的血管旁边搭一根桥,把这段狭窄的血管跨过去,也就是让血液通过这根桥到达后面的心肌组织,解决供血问题。这就犹如一条小河因为顺流而下的泥沙堵住了,在其旁边人工挖一条运河一样,使河水通过运河继续灌溉后面的田地。由此可见,搭桥术实际上只解决了局部狭窄问题,并没有去除冠心病的病因。如果患者依然存在冠状动脉粥样硬化、高血压、高血脂等致病因素,那么还会继续出现新的冠状动脉硬化、冠状动脉狭窄。就好像虽然修了运河,但没有治理上游的泥沙,泥沙会继续堆积,下游的河流分支就会继续被新的泥沙堵塞。所以说,冠状动脉搭桥术只是重建了一条旁路,达到暂时缓解患者心肌缺血症状的目的,并没有治愈疾病。

想收到满意的效果,应该在搭桥术的基础上,继续配合药物治疗,特别是要控制高血压、高血脂、高血糖,只有这样,才能巩固冠状动脉搭桥术后的远期疗效,使冠状动脉建立搭桥术后的侧支循环,心脏内血管不再堵塞,心肌结构重组,恢复心脏血液供应,强化保障搭桥术后的效果。

3. 冠状动脉搭桥术可以反复做 有人错误地认为,冠状动脉搭桥术可以反复做,只要堵了,就可以另辟他路。目前搭桥术所用的血管,多取自患者腿部的大隐静脉。静脉和动脉在管壁结构上是不同的,动脉承受的是从心脏泵出的血液,压力高,因而管壁厚;静脉内走的是从各组织回流的血液,压力小,管壁薄。现在用管壁薄的静脉,代替管壁厚的动脉,并承受很高的动脉压,久而久之,管壁就会出现增生、钙化,最终形成狭窄、堵塞。所以,一般静脉的正常寿命只有 7～8 年的时间,搭桥术的动脉寿命长一些,但动脉的来源更少,可用动脉搭桥的部位也少,故受到很大的限制。显然,一个人不能做多次搭桥术。因为首先是代替狭窄部位的血管取自自身,它不是取之不尽、用之不竭的;再就是我们也不能老在心脏上动刀子,患者需一次次地承受手术的打击不说,一般由于前次手术的影响,心脏会出现粘连、结构不清等,一般第二次手术就相当困难了,不可能一而再、再而三地在心脏上动刀子、做手术。

4. 确诊冠心病后,冠状动脉搭桥术越早越好 搭桥术一定要选择合适的时间,并不是越早越好。一般原则是冠心病患者应该首选药物疗法,通过应用扩张冠状动脉的药物、降低心肌耗氧量的药物和减少血液黏稠度、溶解血栓、降低血脂的药物等来改善心肌的供血状况;同时注意饮食,减少油腻食物摄入量,改变不良嗜好,戒除烟酒,控制血压,可使病情稳定,获得满意的疗效。总之,可最大限度地减缓动脉粥样硬化、阻塞的时间和程度,此时不能盲目地立刻进行手术,要依据患者的年龄、症状以及冠状动脉狭窄的部位、程度等综合决定,选择合理时机。在这一阶段,药物治疗、生活调理非常重要。若病情稳定,继续用药物治疗;若用药物疗效不佳,经常发生心绞痛,甚至心肌梗死,那就要选择搭桥术了。

由此可见,是否需要搭桥,什么时间搭桥,要根据患者的具体情况决定,不能盲目行事,应该具体问题具体分析,用科学可取的方法治疗疾病。不论术前还是术后,在中西医结合治疗的基础上,收到的效果会更加满意。

(五)冠状动脉搭桥术后的维护

冠状动脉搭桥术虽然解决了冠状动脉因狭窄或闭塞造成的血流不畅问题,但冠心病本身并未消除,冠状动脉搭桥术后,若不注意饮食习惯的改变、生活方式的调整,以及合理用药,所搭的桥将时刻面临再堵的危险。所以,为保持冠状动脉搭桥术后的长期疗效,应注意以下几点。

1. 坚持服药 长期、正规、有规律地服用抗冠心病药物。冠状动脉扩张药物(单硝酸异山梨酯,如鲁南欣康等)等仍需继续定期服用,在术后 6 个月左右可酌情减量。为防止并延缓血管桥的阻塞,患者需终身应用小剂量肠溶阿司匹林抗凝,建议每日应用100 毫克。如果手术中应用了桡动脉或乳内动脉,为了对抗动脉痉挛,必须用钙通道拮抗药(地尔硫䓬每日 30 毫克或氨氯地平每日 5 毫克)至少 6 个月。至于其他药物,可在术后根据病情需要应用小剂量美托洛尔(每日 25~50 毫克),以降低心肌耗氧。

2. 控制"三高" 对于合并糖尿病、高血压、高血脂等疾病的患者,应该积极控制血糖、血脂和血压,定期复查,规律用药。

3. 调整心态 开朗和阳光的生活方式有助于冠心病的预防和治疗，患者应改变不良生活习惯，积极面对生活。

4. 调整饮食 除了有特殊疾病（如糖尿病、高脂血症等）外，日常饮食可完全正常化，主食除米面以外，适当搭配杂粮和豆类。不偏食，不暴饮暴食，鸡、鱼、虾等低脂肪、蛋白质含量高、营养丰富的食物，可适当食用，可多吃一些新鲜蔬菜、水果等，不需要忌口，但少食蛋黄或动物肝脏。花生、核桃仁可常吃，但不宜过量。

5. 适当活动 患者一般在术后1～3个月就能完全恢复一般性体力活动，可逐渐加强日常体育锻炼，如散步、慢跑、打太极拳等。运动要循序渐进、持之以恒。运动前要做好准备活动，如果在运动中出现胸闷、胸痛、憋气、头晕、心跳加快等不适，应立即停止活动，并及时到医院就诊。患者应随身携带硝酸甘油等急救药品，以备不时之需。饭前、饭后不要立即运动。阴雨天、气候闷热或寒冷时，应减少运动量或暂停运动。运动后，应休息20分钟再沐浴。

6. 规律生活 调整作息时间，不要过度劳累，保持良好的睡眠，保持大便通畅。

7. 戒烟限酒 吸烟有害健康，也不利于冠心病血管桥的长期通畅。可适当少量饮酒，但即使是葡萄酒，也应有所节制。最有益的饮料是白开水和茶，不要多喝含糖饮料。

8. 控制体重 肥胖会加重心脏负担。对于肥胖的患者，在术后3个月左右应该在医师的指导下减肥，以每周降低体重0.5～1千克为好。

9. 定期复查 患者术后应定期到医院复查。须做心电图、冠状动脉CT或者冠状动脉造影，以监测血管桥是否通畅。

（六）冠状动脉搭桥术后的保健

冠状动脉搭桥术后，医生批准回家休养，说明病情稳定、手术伤口愈合良好、生活基本自理。为了进一步的康复,专家提醒需要注意以下方面。

1. 饮食 在冠状动脉搭桥术后的恢复期,通常需要增加蛋白质和维生素的摄入,以促进手术后的尽快康复。但冠心病患者的膳食治疗是一项长期的任务,包括控制血脂,如果还有糖尿病,那还必须要更严格的饮食控制以保证血糖稳定。因为手术只能治疗已经发生了的冠状动脉堵塞,而不能预防未来冠状动脉粥样硬化的进展。针对冠心病病因的治疗需要患者本人长期持之以恒的生活方式的控制。减少食盐的摄入能防止或减轻高血压的发生。因此,在饮食方面,注意饮食清淡,少吃高脂肪、高热能的食品。要注意选择维生素丰富、低动物脂肪、低胆固醇、低热能的清淡食物。禁止暴饮暴食,不要因为住院手术体重有所减轻,认为手术后需要大补而进食高热能食物。饮食应遵循以下原则。

(1)控制总热能:维持热能平衡,防止肥胖,使体重维持在理想范围。

(2)控制脂肪与胆固醇:少食含饱和脂肪酸多的食物,少食含胆固醇高的动物脂肪,如动物的肝、脑、肾、骨髓、鱼子、猪油、奶油等。

(3)蛋白质的质和量应适宜:应当增加植物蛋白,尤其是豆蛋白。

(4)糖类:采用复合糖类,控制单糖和双糖的摄入。

(5)多食富含维生素的食物:如新鲜蔬菜、水果,少食用或不食用刺激性食物,如浓茶、咖啡、辛辣调味品、烈性酒。

(6)若合并高血压或心力衰竭患者应限制食盐摄入量:不能吃得太咸,提倡低盐化饮食。

2. 锻炼 运动可以改善血液循环,增加肌肉和骨骼的力量。搭桥术后的患者最初可在室内或房子周围走动,走动时要扶着东西。开始行走的速度、步伐以感觉舒适为标准。以后,逐渐加快步伐,以增加心率和呼吸频率。在运动和锻炼的过程中,如果出现胸痛、气短、哮喘和疲劳,应立刻停止,待症状消失后,再以较慢的速度继续活动,循序渐进,逐日增加。如果感到心脏突然失控或心跳过快、头晕、乏力、脉搏不规则等症状时,应及时和医生联系。

3. 术后复查 通常情况下,术后 1 个月应复查 1 次,如果在家中休息期间,有任何不适和问题应尽早与医院联系。

4. 注意伤口愈合情况 一般情况下手术伤口周围有些麻木、刺痒等感觉属于正常现象。通常搭桥术下肢会有伤口,并且术后早期手术侧的下肢会有肿胀现象,这些都是正常反应。正常情况下肿胀的下肢经过 1 个晚上的平卧休息会基本缓解,但到下午或晚间又加重,这是重力作用的结果。如果觉得下肢肿胀比较严重,可在白天就把它垫高,具体办法是找个舒适的地方躺下来,把肿胀的下肢用枕头或其他软的东西垫高,使其高于心脏,这样可以促进血液回流。平时应避免过多的行走或站立,如果出现伤口发红、疼痛、流水甚至流脓等现象应立即和医生联系或去医院就诊。如果没有手术的下肢也出现肿胀的现象,也要尽快去医院就诊。

5. 预防感冒 在出院后,应尽量避免吵闹,避免与感冒、咽痛或其他感染征象的人接触,预防感冒。在身体完全恢复之前,应避免到人群聚集的公共场所。

6. 记录血压和脉搏 养成良好的习惯,每日测量并记录血压和脉搏。这很重要,因为这些指标不但反映了心脏功能,而且对于病情的控制至关重要!在住院期间,这个工作是由医生或护士来完成的。出院回家后完全可以自己来做这件事。买一个电子血压计,每日给自己测量血压,然后自己数一下脉搏的次数(有些电子血压计本身就能测心跳次数),找一个日历本,把测得的结果记载在上面。去医院复诊的时候最好带上记录本,供医生参考。

7. 控制血糖 糖尿病是导致冠心病的一个重要病因,如果有糖尿病,就必须严格控制血糖才能保证良好的远期疗效。咨询内分泌医生,会得到全面的建议。按照内分泌医生的指示控制血糖。最好能学会自己测血糖,并和记录血压心跳一样,记录下来。

8. 戒烟 吸烟是导致冠心病的另一大元凶。戒烟不但对心脏,而且对于全身都有莫大的好处。这是非常重要的,为了健康,必须戒烟! 如果觉得戒烟有点儿困难,可到戒烟门诊获得帮助。据统计,单纯依靠吸烟者的意志戒烟的话,成功率只有 10%。但现在医学发达了,一些药物可以帮助人们摆脱对烟草的依赖。所以赶快行动吧,不管用什么方法,把烟戒掉!

9. 保持乐观豁达的心态 手术之后从某种意义上讲相当于获得了新生,开启了一段新的人生里程。据研究,A 型性格的人更容易得冠心病,也就是说急躁、爱争强好胜的性格对心脏是有坏处的。没有必要再为一些小事大发雷霆,或纠缠于一些细枝末节的琐事。乐观豁达的心态不但有助于心情更加舒畅,而且有助于血管更加通畅!

10. 药物治疗 冠状动脉搭桥的患者术后需长期用约,才能确保手术效果。在用药过程中应注意以下几点。

(1)要明确了解应用药物的名称、作用和外观。

(2)按照医生的嘱咐,定时、定量应用药物。

(3)了解药物的不良反应,若有不适随时向医生咨询。请勿在未得到医生准许下,私自停用药物或加减剂量。

第三章　养生保健

一、日常养生

(一)养生保健原则

1. 情绪稳定,淡泊宁静　稳定的情绪对预防心绞痛、心肌梗死的重要性超过其他所有养生方法的总和。事实上,不良的精神和心理刺激是最常见、最重要的冠心病急性发作诱因,故要做到知足常乐,遇事不急、不怒、不躁,可有效预防冠心病的急性发作。

2. 注意保暖,避免受寒　每日准时收看收听天气预报,特别是秋冬季节,及时了解每次寒潮来临的时间,切实做好御寒保暖措施。气象医学工作者经长期观察发现,0℃是心肌梗死发作的预报,可见冬季保暖的重要性。所以,冬季注意保暖,可减少心肌梗死的发生。

3. 谨防"魔鬼时间"　有人研究发现,生物钟节律表明:一日24 小时中,早晨 6～11 时是急性心肌梗死、猝死的高峰时间,被称为"魔鬼时间",与此时交感神经兴奋、心率加快、血压升高、心肌耗氧多、血小板聚集性增高有关。因此,病情较重的老年冠心病患者,晨起宜提前用药,上午不宜安排过量活动。晨起锻炼时间以 7～8 时为宜。

4. 三个半分钟　经过多年研究得出的结论表明,一些老年人发生在卫生间的冠心病急性发作,与夜间突然起床入厕、体位改变过快,造成一时性冠状动脉供血不足有关。因而提倡"三个半分钟"的保健方法：夜间醒来时，应先在床上躺半分钟；坐起来双脚放在床沿下坐半分钟；再以双手撑住床头站立半分钟，然后再下地行走。

5. 适度运动，带病延年 冠心病患者同样也要适度运动，坚持参加力所能及的体育锻炼，如户外散步、太极拳、养生功等。但遇天气突然变化，气温骤降、暴风雪、下雨等，则不宜在室外活动，可在室内活动。

6. 坚持治疗，合理用药 定期去医院检查，并按医嘱应用一些预防心绞痛发作的药物，如双嘧达莫、复方丹参片等。家中应备有硝酸甘油、乙氧黄酮（心脑舒通）、麝香保心丸、救心丸等扩张动脉血管的药物，以便心绞痛发作时急用。

7. 午睡半小时，冠心病少三成 有人做过调查后报告，每日午睡半小时者比不睡者冠心病死亡率少 30%，其原因与午睡时血压下降、心率减慢，使白天的血压曲线出现一段低谷有关。尤其是肥胖型人群、60 岁以上的老人，午睡更为必要。

8. 调整饮食结构 冬季气候寒冷，人们一般喝水较少，容易便血液浓缩，加重心脏负担。冠心病患者在寒冷季节要多喝白开水，并多进食一些容易消化和富含营养的清淡食物，如蔬菜、水果、鱼肉和瘦肉等。避免进食过饱，不要吃肥肉，少吃动物内脏，更不要喝大量酒特别是烈性酒来御寒，以免加重心脏负担。当然，逢年过节喝适量葡萄酒倒未尝不可。

9. 适当按需进补 冠心病患者在进补问题上，应遵循"可补可不补者一般不补，能食补者不要药补"的原则。部分体质虚弱、大病初愈的冠心病患者可适当选用党参、黄芪、附子、桂枝、人参、何首乌、枸杞子、天麻、冬虫夏草等中药，以及羊肉、银耳、核桃、鹌鹑蛋、山药等食物来进补。心肌梗死患者的体温比正常人要低1℃～2℃，在冬天会有怕冷、四肢不温、精神萎靡等症状，可选用红参、附子、肉桂、当归、干姜、桂圆、核桃等温阳的补品进补。

10. 保持大便通畅 排便过于用力会使腹内压力增高,回心血流量增加,心脏负荷加重,容易诱发心绞痛和心肌梗死。冠心病患者应养成良好的排便习惯,平时应有意识地多吃一些含纤维(尤其是粗纤维)较多的食物,如绿叶蔬菜、水果、五谷杂粮等。一旦发生便秘,切不可强行排便,而应该通过饮食或者药物来改善。此外,不少人喜欢在大便时读书、看报,这其实是一种很不好的习惯,容易形成习惯性便秘,冠心病患者尤应避免。

(二)养生保健措施

1. 自我养生保健措施 冠心病是很常见的老年疾病,是由冠状动脉粥样硬化而导致心肌缺血的心脏病。对于冠心病的中老年患者一定要学会自我保健,并做好相应的预防。

(1)摄足水分,保足血容量,降低血液黏度,特别是晨起后和晚睡前,应饮1杯白开水或蜂蜜水为宜。这样,可保持体内充足的血容量,减少冠状动脉供血不足的症状。每日摄水量以2 500毫升为宜。

(2)严禁吸烟。吸烟可使末稍血管收缩,减弱冠状动脉供血能力,进而可加重病情,易导致心肌梗死发作。

(3)对患有与冠心病密切相关的动脉粥样硬化、高血压、高脂血症、糖尿病等,给予良好的控制,使病情稳定,以免恶化。这是冠心病的保健措施中重要的一点。

(4)正确对待病情,既来之,则安之,情绪稳定,自我控制,避免过喜、过忧、过哀。这是在冠心病的保健中,患者要注意的。

(5)生活规律,起居有常,饮食有节,勿过饱,勿过劳。关注气象变化,适时增减衣服。

2. 自我养生保健方法

（1）生活保健

①起居有常：应早睡早起，避免熬夜工作。洗漱宜用温水，尤其是冬季，骤然的冷水刺激可致血管收缩而使血压升高。寒冷刺激也是心绞痛发作的常见诱因。

起床宜缓不宜急，应先慢慢起来，稍坐一会儿，再缓缓地下床，从容不迫地穿衣，使身体的功能逐步适应日常活动。若操之过急，可引起心率和血压较大的波动。经过一夜的体内代谢，血液黏稠度增高，是心肌梗死的诱发因素。晨起即饮 1 杯白开水，或喝杯热牛奶、热豆浆，可稀释血液，又可使血液中的代谢废物尽快排出体外。

②身心愉快：精神紧张、情绪波动可诱发心绞痛。养成养花、养鱼等良好习惯以怡情养性，调节自己的情绪。

③要宽以待人：宽恕别人不仅能给自己带来平静和安宁，有益于冠心病的康复，而且能赢得友谊，保持人际间的融洽。所以人们把宽恕称作"精神补品和心理健康不可缺少的维生素"。

④遇事要想得开，放得下：过于精细、求全责备常常导致自身孤立，而这种孤立的心理状态会产生精神压力，有损心脏。冠心病患者对子女、金钱、名誉、地位以及对自己的疾病都要坦然、淡化。

⑤多喝茶：据统计资料表明，不喝茶的人冠心病发病率为 3.1%，偶尔喝茶的降为 2.3%，常喝茶的（喝 3 年以上）只有 1.4%。茶多酚中的儿茶素以及茶多酚在煎煮过程中不断氧化形成的茶色素，经动物体外实验均提示有显著的抗凝、促进纤溶、抗血栓形成等作用。

⑥戒烟限酒：吸烟是造成心肌梗死的重要因素，应绝对戒烟。少量饮啤酒、黄酒、葡萄酒等低度酒可促进血脉流通，气血调和。

⑦劳逸结合：应避免过重体力劳动或突然用力，不要劳累过度。

⑧适当休息：心绞痛时最好稍稍躺卧休息一会儿。午休，每日午饭后最好睡上半个小时，即使不睡也要小憩一会儿，打个盹儿。坚持午休有助于血压保持稳定，对心脏功能较差者尤为必要。

⑨体育锻炼：量力而行，使全身气血流通，减轻心脏负担。冠心病患者适当锻炼可改善病情，但锻炼的项目宜柔和，如太极拳、保健操、散步、慢跑等，时间不宜长，不应超过半小时。运动强度以每分钟心率不超过 120～130 次为宜；若在运动时出现心慌、胸闷或头晕时，应立即中止。

⑩排便时切忌急于排空而用力屏气：用力过猛可使血压骤升而诱发意外，患者应学会排便时的自我放松，轻轻用力，便后不要骤然站起。

(2)饮食保健

①控制总热能：维持热能平衡，防止肥胖，使体重达到并维持在理想范围内。肥胖患者合并冠心病较正常体重者多。因此，控制体重是防治冠心病的饮食环节之一。

②控制脂肪与胆固醇摄入：随着人民生活水平的提高，含饱和脂肪酸多的食物，如肉类、蛋、奶制品等摄入增加，饱和脂肪酸和胆固醇摄入过量，是导致高血脂的主要膳食因素。高血脂是冠心病的主要诱因之一，故应控制脂肪摄入，使脂肪摄入总量占总热能 20％～25％以下，其中动物脂肪以不超过 1/3 为宜，胆固醇摄入量应控制在每日 300 毫克以下。

③少量多餐：避免吃过多、过饱，不吃过油腻和过咸的食物，每日食盐摄入应控制在 3～5 克。

④采用复合糖类食物，控制单糖和双糖的摄入：糖类食物主要来源应以米、面、杂粮等含淀粉类食物为主，应尽量少吃纯糖食物及其制品。

⑤多吃蔬菜、水果：因蔬菜、水果是维生素、钙、钾、镁、纤维素

和果胶的重要来源。食物纤维果胶能降低人体对胆固醇的吸收。

⑥蛋白质的质和量适宜：应适当增加植物蛋白，尤其是大豆蛋白。其适宜比例为：蛋白质占总热能的 12％左右，其中优质蛋白占 40％～50％，优质蛋白中，动物性蛋白和植物性蛋白各占一半。

⑦饮食调摄：过食油腻、脂肪、糖类，会促进冠状动脉壁的胆固醇沉积，加速冠状动脉粥样硬化，故不宜过食。饮食宜清淡，多食易消化的食物，要有足够的蔬菜和水果，少食多餐，晚餐量要少，肥胖患者应控制摄食量，以减轻心脏负担。

一日三餐宜清淡，优质蛋白不可少。蛋白质的摄入量每日每公斤体重不少于 1 克(可从瘦肉、鱼类、鸡蛋、牛奶和豆类食品中获取)。尽量吃植物油，少吃动物脂肪，新鲜蔬菜不可少。饭菜做得可口、软烂一些，以便消化吸收。少吃或不吃油炸、生冷食品。一日三餐的分配和健康人一样，早餐要吃好，午餐要吃饱，晚餐要吃少。尤其是晚餐，切不可吃得过饱，以免加重心脏负担，使病情加重。同时，患者应特别注意进餐的气氛，要吃得轻松，吃得愉快。

高血脂和肥胖患者，应适当限制高脂肪和高热能食物。若血脂不高、体质又较瘦弱，不必限制脂肪，可吃些营养较高又易消化的食物。病情较重伴有水肿、少尿患者，应严格限制食盐。

⑧其他：忌吸烟、酗酒、饮浓茶和一切辛辣调味食物。

(3)药物保健

①积极治疗冠心病。坚持必要的药物治疗。

②伴有高血压、糖尿病患者，应长期应用药物。以达到降血压和降血糖的目的。

③长期应用降血脂药。应以他汀类药物为主，可降低血清胆固醇和三酰甘油，稳定粥样硬化斑块，防止斑块脱落造成新的血管堵塞。

④常应用阿司匹林肠溶片。老年人都有不同程度的动脉粥样硬化,常服阿司匹林可预防血栓形成,遏制冠心病的发生。不管是冠心病患者也好,无冠心病的老年人也罢,阿司匹林肠溶片以晚睡前应用为好,可防止"魔鬼时间"突发事件的发生。

⑤冠状动脉粥样硬化患者,有条件时,应在每年入冬或入伏前输液保健 1 个疗程为好,药物选用具有活血化瘀的中药针剂(详见中药针剂一章),可起到治疗作用,又可达到保健效果,一举两得。

⑥猝死急救:猝死突然发生时,应争分夺秒急救,立即进行胸外心脏按压和人工呼吸。将患者仰卧在木板或地上,用拳叩击患者左侧胸部两三下后,捏住患者鼻孔,口对口吹气 1 次,时间为 1 秒,然后用一手掌跟(另一手重叠在该手上)按压在胸骨下 1/3 与 2/3 交界处,两肘伸直,垂直向下按压,然后放松,连续按压 5 次;再人工呼吸 1 次,心脏按压 5 次,如此循环。一般每分钟人工呼吸 16～18 次,心脏按压 80～90 次,要抢救到医护人员赶到现场。

二、四季养生

(一)春季养生保健

春季,是万物生发、推陈出新的季节。此时,冰雪消融,春风送暖,自然界阳气开始升发,万事万物都呈现欣欣向荣的景象,人与天地相应,此时人体阳气也顺应自然,向上向外疏发。因此,春季养生必须掌握春令之气升发舒畅的特点,注意保卫体内阳气,使之不断充沛,逐渐旺盛起来,应避免耗伤阳气和阻碍阳气的情况发生。这是春季养生的基本原则,具体说要注意以下几个方面。

1. 保暖防寒 春季是由冬寒向夏热的过渡时节,正处于阴退阳长、寒去热来的转折期。此时阳气渐生,而阴寒未尽。由于冷空气的活动,气候多变,温差幅度很大。因此,春捂(春不忙减衣)是顺应阳气生发的需要,也是预防疾病的自我保健良法,穿着一方面要宽松舒展,另一方面要柔软保暖,体弱年老之人尤其要注意保暖,当心春寒伤人,室温最好保持在 15℃ 以上,睡眠时也要盖稍厚一点的被子,以不出汗为原则。

2. 晚睡早起 春天气温回升,春风轻拂,使人皮肤腠理逐渐舒展,循环系统功能加强,皮肤末梢血液供应增多,汗腺分泌也增多,各器官负荷增加,对中枢神经系统产生一种镇静和催眠作用,使身体困乏,民间称之为春困。克服春困的最好方法,就是顺从人体的自然变化规律,遵守春季养生原则:要晚睡早起,保证一定的活动时间。清晨起床,松解衣扣,散披头发,放松形体,在庭院中漫步,呼吸新鲜空气,使思想意识和灵气生发不息。

3. 防避风邪 中医认为,"风者,百病之始也"。意思是,许多疾病的发生,常与风邪相关联。春季养生的关键是要避风。现代医学亦很重视气流(即风)与健康的关系,因为气流的变化可影响人的呼吸、能量消耗、新陈代谢和精神状态。适度气流使空气清洁、新鲜,对健康有益,而反常的气流则有害于人体健康。由于春季多风的作用,加剧了空气与皮肤的热能交换,使体内的热能过多散失,造成人的抗病能力下降。因此在春季一定要注意防避风邪。

4. 精神愉快 春季调摄精神,应合于春天大自然万物生发的特点,"使其志生"。即通过调节情态,使体内的阳气得以疏发,保持与外界环境的协调和谐。春应于肝,在志为怒,表现为稍受刺激则易怒,因此在精神修养上要做到心胸开阔、情绪乐观、遇事戒怒。怒是情志致病的魁首,对人体健康危害极大,因为怒不仅伤肝,而且还可伤心、伤胃、伤脑,从而导致各种疾病,所以怒是所有人最忌讳的一种情绪。

5. 勤于运动　春季是运动锻炼的最佳季节。春光明媚,空气清新,暖风拂面,万物勃发。这种环境有利于人体吐故纳新、行气活血。由于寒冷的冬季,人们多在室内活动,室外活动很少,因而体温调节中枢和内脏器官的功能亦有不同程度下降,肌肉和韧带长时间不活动,更是萎缩不展,收缩无力。进入春季后就应根据自己的身体状况来选择适宜的户外活动,如散步、旅游、练养生功、钓鱼等。这些户外活动,可以使人充分享受到空气中游离的负离子,有利于骨骼的生长发育。

6. 美容保健　春季,人们不仅应该从健康的角度加以注意,美容方面的问题也不容忽视。皮肤病专家认为,阳光、空气和环境气候均能引起皮肤的可见性改变。为了避免皮肤老化,春季尽可能不要长时间在阳光下暴晒,户外活动应先涂上防晒油、润肤剂,并注意补充水分。水是美容佳品,春天一定要多喝些水。饮水的方法是:早晨空腹或饭前宜饮水,而睡前不要喝水,以免引起眼皮肿胀,进而发展成眼袋。饮水以矿泉水和鲜果汁为最佳,清淡的茶也是很好的饮品。

7. 防病保健　春季气候转暖,致病的微生物、细菌和病毒等,随之生长繁殖,容易出现流行性感冒、肺炎、流脑和病毒性肝炎等传染病的发生、流行。由于早春时节寒冷,干燥的气候会直接影响呼吸道黏膜的防御功能,全身的抗病能力也会下降,一些致病微生物会乘虚而入引起发病。因此,春季一定要重视防病保健。

8. 养生食谱　饮食要掌握一个原则:根据气温变化,食物由温补、辛甘逐渐转为清淡养阴之品。

(1)早春饮食取温避凉:早春应适当吃些春笋、香椿、菠菜、柳芽、荠菜、葱、姜、蒜、韭菜、芥菜等偏于温补的蔬菜,不能一味食用人参等温热补品,以免春季气温逐渐上升,加重身热,损伤到人体正气;应少食黄瓜、冬瓜、茄子、绿豆等凉性食物。

（2）仲春饮食宜辛甘：适当进食山药、红枣、蜂蜜、芹菜等平补脾胃的食物，注意摄取足量的维生素，以提高机体的免疫力，少食酸性食物，以免伤及脾胃。

（3）晚春饮食宜清补：可以适当选择甘蔗汁、荠菜、百合、螺、鸭肉、苦瓜、紫菜、海带、海蜇、绿豆等平补食物，少食辛辣、黏冷、肥腻食物。

（二）夏季养生保健

在一年四季中，夏季是阳气最盛的季节，气候炎热而生机旺盛，对于人体来说，此时是新陈代谢的旺盛时期，人体阳气外发，伏阴于内，气血运行亦相应旺盛起来，并且活跃于机体表面。因此，在夏季要注意保护人体阳气，防止因避暑而过分贪凉，从而伤害了体内的阳气。这就是所谓的春夏养阳。具体来说，要注意以下几个方面。

1. 晚睡早起 顺应自然界阳盛阴衰的变化，也就是说每日早点起床，以顺应阳气的充盈与盛实；晚些入睡，以顺应阴气的不足。夏季多阳光，不要厌恶日长天热，仍要适当活动，以适应夏季的养长之气，早起床接受阳光和晨起清新的空气，对机体大有裨益。由于夏季晚睡早起，相对睡眠不足，尤其是老年人，有睡眠不实、易醒的特点，更易出现疲劳之感，因此夏日午睡是养生健身的重要方法，既能补偿夜间睡眠的不足，更能顺应人体生理特点的养护需要。午睡时间一般以 1 小时为宜，并注意睡眠姿势，可平卧或侧卧，并在腹部盖上毛巾被，以免胃腹部受寒。午睡虽然短暂，但有利于补足必需的睡眠时间，使机体得到充分休息，使神经机能恢复，体力增强，疲劳消除，增强机体的防护功能，更有效地工作和劳动。

2. 防暑取凉 盛夏时节，天气炎热，为了解热消暑，采取适当的防暑降温措施是十分必要的。但是,若贪凉过度,长时间呆在空调房间,或电扇不离身,或彻夜露宿,对身体健康均十分不利。因为夏季暑热外蒸,人体出汗较多,全身表皮血管扩张,突然遭到凉风吹拂,往往会引起血管收缩,排汗立即停止,造成体内产热和散热失去平衡,导致疾病的发生。室内外温差不易过大,以不超过 5℃ 为好,室内温度不宜低于 25℃。

3. 防晒护肤 夏季烈日炎炎,强烈的阳光照射会对人体产生一系列不良影响,阳光中的紫外线不仅能使皮肤晒黑,而且还易晒伤皮肤,引发皮肤癌,或导致白内障。此外,长时间在烈日下暴晒,人体的体温调节失去平衡,使机体大量蓄热,水盐代谢紊乱还易发生中暑。因此,夏日外出时要戴遮阳帽、太阳镜,以减少紫外线对皮肤和眼睛的损害。由于夏天炎热的气候,人体容易出汗,应注意选择护肤品,如防晒的膏、霜、蜜脂类,可消除皮肤早衰之虑,花露水、爽身粉、痱子粉、香水等不仅可以保护皮肤,而且可以提神醒脑,还给人以芳香和美感。

4. 情绪欢畅 在精神调养上,中医认为夏季要放,也就是说夏季精神要充沛、饱满、情绪外向,因为只有神气充足则人体的机能旺盛而协调,使机体的气机宣畅、通泄自如,情绪向外呈现出对外界事物有浓厚的兴趣。要做到华英成秀,即精神之英华适应夏气以成其秀美,使体内阳气得以宣泄。故夏季精神调摄,应合自然界生长的规律,主动调节情志,保持恬静愉快心境,神清气和、胸怀宽阔,使心神保养。

5. 动静结合 夏季人体消耗较大,运动调摄应动静结合,可选择游泳、钓鱼、散步、慢跑等,但是运动量要适度,不可过于疲劳。而且不宜在烈日下或高温环境中进行运动锻炼,最好在清晨或傍晚天气凉爽时进行室外运动,运动时应穿宽松、舒适、吸汗又有良好透气性的棉织物为好,便于身体散热。夏日外出旅游,尤其是海滨和山区,既可以消夏避暑,令人心旷神怡,又可达到疗养和锻炼的目的,促进身体的健康。

6. 饮食卫生 夏季人体代谢增强,营养消耗增加。夏季食欲减低,消化吸收不良,均可导致机体营养素代谢的紊乱,甚至引起相应的营养缺乏症和其他疾病。为此,夏季的饮食,要补充足够的蛋白质、维生素、水和无机盐,以保障身体的需求。同时,要多吃一些能够清热、利湿的食品,如西瓜、苦瓜、桃、乌梅、草莓、西红柿、黄瓜、绿豆等。但生食瓜果蔬菜一定要清洗干净,防止夏季肠道传染病。鱼、蛋、肉等食品要注意保鲜防腐。饮食用具、炊具等要生熟分开使用,不可混杂,且注意消毒。如有可能可多吃些大蒜,既可杀菌又能帮助消化,增进食欲,调味解暑。

7. 冬病夏治 冬病指某些好发于冬季,或在冬季加重的病症,如支气管炎、支气管哮喘、风湿性关节炎等,在夏季这些病情有所缓解,趁其发作缓解季节,辨证施治,适当地内服和外用一些方药,以预防冬季旧病复发,或减轻其症状。这是中医的一种独特治疗方法,即乘其势而治之,往往可收到事半功倍的效果。

8. 养生食谱 夏季是阳气最盛的季节,也是人体新陈代谢最旺盛的时候,人体出汗过多而容易丢失津液,因此夏季养生应该以清淡食物为主,避免伤津耗气。

(1)饮食多清淡:夏季暑热,人的脾胃消化功能相对较弱,应适当吃些清热解毒的食物,蔬菜类如茼蒿、芹菜、小白菜、香菜、苦瓜、竹笋、黄瓜、冬瓜等,鱼类如青鱼、鲫鱼、鲢鱼等,这些食物能起到清热解暑、消除疲劳的作用,对中暑和肠道疾病有一定的预防作用。

(2)饮食宜补气:可适当选择一些滋阴补气的食物,如胡萝卜、菠菜、桂圆、荔枝、花生、番茄等。多食杂粮、果蔬以寒其体,但生冷瓜果应适可而止,不可过食,以免过于寒凉,损伤脾胃。夏季心气易伤人气阴,在这个季节里,应以补气养阴、清暑热为主,如冬瓜、西瓜、莲藕、鸭肉等,不宜多食温补和滋腻厚味食物。

（三）秋季养生保健

秋季万物成熟，果实累累，正是收获的季节。但是气温由热转寒，早晚温差较大。阳气渐收，阴气渐长，人体的生理活动也适应自然环境的变化，机体的阳气随之内收。因此，秋季养生必须注意保养内存阴气，也就是中医所说的秋冬养阴，以适应自然界阴气渐生而旺的规律，从而为来年阳气生发打基础，不应耗精而伤阴气。秋季要多吃一些滋阴润燥的食物，如银耳、燕窝、梨、芝麻、莲藕、菠菜、鳖肉、乌骨鸡、猪肺、豆浆、饴糖、鸭蛋、蜂蜜、龟肉、橄榄。多食芝麻、核桃、糯米、蜂蜜、甘蔗等，可起到滋阴润肺养血的作用。所以《黄帝内经》说：秋三月，要早卧早起，与鸡俱兴（与鸡一起作息），使志安宁，收敛神气。具体要注意以下几个方面。

1. 早睡早起　秋季自然界的阴气由疏泄转向收敛、闭藏。秋季气候转凉，要早些睡觉，以顺应阴精的收藏，又宜早一点起床，以顺应阳气的舒长。另外适当早起，适当做一些晨练，既可呼吸一些清新的空气，促进新陈代谢，又有益于肢体功能活动的锻炼，有助于身体的健康。

2. 适当秋冻　夏去秋来，秋风拂面，虽凉还不至于寒，人们还能耐受，不妨进行一点锻炼，逐渐增强体质，适应气候的变化。秋冻就是说秋不忙添衣，有意识地让机体冻一冻，避免多穿衣服产生的身热汗出，汗液蒸发，阴津伤耗，阳气外泄。秋季应顺应阴精内蓄、阳气内收的养生需要。但是秋冻还要根据天气变化来决定，应以自己感觉不过于寒冷为标准。进入深秋时就应注意保暖，若气温骤降，一定要多加衣服。

3. 清静养神　秋季草枯叶落，花木凋零，秋风秋雨易使人感到萧条、凄凉，勾起忧郁的心绪。尤其是老年人容易产生情绪低落，多愁善感。这时候最好多听一听音乐，或静下来读一本好书，或与好朋友聊天，或到户外散步，这些都能排解苦闷的情绪。中医根据天人相应的理论认为，秋天人们一定要保持精神上的安宁，只有这样才能减缓肃杀之气对人体的影响，还要注意不断收敛神气，以达到心境宁静状态。

4. 适当运动 金秋季节，天高气爽，是运动锻炼的大好时机。但人体的生理活动也随自然环境的变化处于"收"的阶段，即阴精阳气都处在收敛内养的状态，故运动养生也要顺应这一原则，也就是说不要做运动量太大的项目，以防汗液流失、阳气伤耗。应根据人体的生理特点来选择运动项目，如登山、慢跑、散步、做早操、练养生功等。随着天气逐渐转冷，运动量可适当增加，在严冬来临之前，体质会有明显提高，大大增强抗寒耐冻的能力。

5. 护肤保健 秋季随着天气的变冷，人的肌肤不能马上适应这种变化，血液循环变慢，皮肤干燥，容易出现细碎的皱纹，尤其是在眼睛周围。所以，秋季更要注意对皮肤的护理。除了要多饮水和食用一些富含维生素E的食物，如核桃、芝麻、蜂蜜、乳类等外，还要注意保持愉快的心情，因为激素的分泌与自主神经的平衡，可因心绪的变化直接反映在皮肤上。因而皮肤的变化与情绪有很大的关系。此外，药物、按摩、化妆、面膜等美容护肤保健方法，不仅适用于秋季，其他季节也可采用，只是在秋季更应重视罢了。

6. 防病保健 秋季气候变化较大，若不谨慎起居，则容易使一些慢性病在秋季发作。尤其是老年人，体温中枢的调节功能减弱，对外界寒热的刺激反应较迟钝，若不及时增减衣服就很容易患病。如支气管哮喘患者，适应不了气候的变化，加上花粉、尘埃、煤气、冷空气等过敏因素的刺激而发作。如慢性咽炎患者，由于秋季气候多晴少雨，气候干燥，容易诱发。因此，老年人在秋季一定要注意防病保健，尤其是一些慢性病要防止在秋季发作。

7. 性事有节 在性生活方面，中医认为在秋冬之令，应注意顺应自然界主收主藏的规律,节制房事、蓄养阴精。这点对中老年人特别重要。因为随着年龄的增长,阴气将由旺盛而趋向逐步减弱。故中老年人精力渐衰是自然的趋势。中老年人节欲,以养肾精,可延缓衰老的过程,达到长寿目的。

8. 养生食谱 秋季阳气渐收,阴气渐长,人体也应顺应四时变化的规律,进入保护阴气的时机,在饮食方面应以防燥养阴、滋阴润肺为主。

(1)饮食宜甘润:宜多选甘寒滋润食物,如百合、银耳、山药、梨、葡萄、荸荠、糯米、甘蔗、豆浆、芝麻、莲藕、菠菜、猪肺、鳖肉、橄榄等,这些食物有润肺生津、养阴清燥的作用。应少食葱、姜、辣椒等辛味食物。

(2)饮食宜滋补:秋季宜补是中医养生要旨之一,为冬令进补打好基础,避免冬季虚不受补的发生,可适当服用沙参、麦冬、百合、杏仁、川贝等中药材,对于缓解秋燥有良效。

(3)宜少辛增酸:秋季要少吃一些葱、姜、蒜、韭菜、辣椒等辛味食物,以免伤及肺气;要多吃一些酸味的水果和蔬菜,要选择苹果、石榴、葡萄、杧果、柚子、柠檬、山楂等酸味食物,以防秋燥。

(四)冬季养生保健

冬季气候寒冷、干燥,自然界的生物都进入了匿藏、冬眠状态,以蓄养其生命的活力,中医学称这种现象为养藏。人类是自然界的生物之一,当然也要以养藏为原则,只是人类所要藏的,是体内的热能和生命的动力。这热能和动力,中医学便称之为阳气,并主张冬季应该做到无扰乎阳,也就是不要损害人体的阳气。因此,无扰乎阳便是冬季养生的基本原则。具体说来要注意以下几个方面。

1. 保暖防寒 隆冬季节,由于寒冷的刺激,使得机体的交感神经系统兴奋性增高，体内儿茶酚胺分泌增多，从而促使人体外周血管收缩，心率加快，导致冠状动脉痉挛，以及血液黏稠度增高，因而极容易引发冠心病的急性发作，甚至引起猝死。因此，在穿衣、居室等方面，一定要采取防冻保暖的措施。中医学强调要"去寒就暖，无泄皮肤"，就是这个道理。但暖不等于热，室温保持在 20℃～23℃ 即可，温度太高，反而不宜了。

2. 早睡晚起 冬季更要保证足够的睡眠，做到早睡晚起。这个晚是以太阳升起的时间为度，即所谓必待日光，并非懒床不起。因为，冬天的早晨在冷高压影响下，往往会有气温逆增现象，及上层气温高，地表气温低，大气停止对流活动，从而使得地面上的有害污染物停留在呼吸带。这时如果过早起床外出，就会身受其害。

3. 动静结合 所谓动，就是要进行适当锻炼。早晨的太阳升起后，要选择活动量适当的锻炼项目，如散步、慢跑、打太极拳等，使身体微有汗出为度。如果汗出太多，浸湿了内衣，反会引起感冒。中医学说无泄皮肤，就是这个意思。适当活动，微微出汗，既可以增强体质，也可提高耐寒能力。所谓静，就是不要过于疲劳。例如，慢跑以不超过 20 分钟为宜。

4. 情绪稳定 冬季养藏的原则，体现在心理活动方面，要保持情绪稳定，不急不躁，心情愉快，好像有什么想法和心得不欲披露一样，不要太过发泄。《内经》说："若有私意，若已有得"，就是这个意思。

5. 冬浴有法 冬季洗浴不宜太勤，每周 1～2 次为宜。水温一般在 37℃～38℃，太高易使周身血管扩张，引起头晕、心跳加快；太低则易患感冒。饭后不要立即洗浴，以免消化道血流量减少，影响食物的消化吸收。太过疲劳时洗浴，会加重体力的消耗，引起不适。此外，洗浴的时间不宜过久。

6. 睡眠有方 冬季睡眠时，室温在 20℃～23℃ 最为适宜，可适当留有小气窗通风换气，但要避免当风吹头。被内的温度可保持在 32℃～34℃ 之间，可使用暖水袋或电褥子调节被内温度。睡前宜用热水洗脚，并保持心情平和，不说不笑。午间可小睡 30 分钟。晴天要常晒被褥。

7. 性事有度 根据四季气候的变化规律，掌握性生活的频度，对养生保健有一定意义。如春季性生活次数可稍多，夏、秋季则适当节制，冬季则要节欲。特别是中老年人，冬季更要减少性生活的次数，才能达到保养阳气、养精蓄锐的效果。

8. 冬季养生食谱 冬季是万物生机潜伏闭藏的季节，天寒地冻，人体血液循环减慢。中医学认为，此时寒邪强盛，易伤及人体阳气，因此冬季养生重在滋补。

(1)饮食宜滋补：冬季饮食养生的基本原则是要顺应阳气的潜藏，敛阳护阴。可适当选用羊肉、狗肉、虾、韭菜、桂圆、木耳、栗子、核桃、甲鱼等食物，多吃些薯类如甘薯、马铃薯等，蔬菜类如大白菜、圆白菜、白萝卜、黄豆芽、绿豆芽、油菜等。

(2)忌食寒性食物：冬三月草木凋零、冰冻虫伏，是自然界万物闭藏的季节，人的阳气也要潜藏于内，脾胃功能相对虚弱，若再食寒凉，宜损伤脾胃阳气。因此，冬季应少吃荸荠、柿子、生萝卜、生黄瓜、西瓜、鸭等凉性食物。也不要吃得过饱，以免引起气血运行不畅，更不要过度饮酒御寒。

责任编辑:曲秋莲
封面设计:苟静莉

冠心病四联疗法

GUANXINBING
SILIAN LIAOFA

ISBN 978-7-5186-1499-8
定价:22.00元

ISBN 978-7-5186-1499-8